中国中药资源大典
——中药材系列

中药材生产加工适宜技术丛书
中药材产业扶贫计划

麻黄生产加工适宜技术

总 主 编 黄璐琦

主 　 编 王晓琴 李旻辉

副 主 编 王素巍

U0206947

中国医药科技出版社

内 容 提 要

　　《中药材生产加工适宜技术丛书》以全国第四次中药资源普查工作为抓手，系统整理我国中药材栽培加工的传统及特色技术，旨在科学指导、普及中药材种植及产地加工，规范中药材种植产业。本书为麻黄生产加工适宜技术，包括：概述、麻黄药用资源、麻黄栽培技术、麻黄特色适宜技术、麻黄药材质量评价、麻黄现代研究与应用等内容。本书适合中药种植户及中药材生产加工企业参考使用。

图书在版编目（CIP）数据

　　麻黄生产加工适宜技术 / 王晓琴，李旻辉 . — 北京：中国医药科技出版社，2018.3

　　（中国中药资源大典 . 中药材系列 . 中药材生产加工适宜技术丛书）

　　ISBN 978-7-5067-9937-9

　　Ⅰ . ①麻…　　Ⅱ . ①王…②李…　　Ⅲ . ①麻黄－中药加工　　Ⅳ . ① R282.71

　　中国版本图书馆 CIP 数据核字（2018）第 014869 号

美术编辑　陈君杞

版式设计　锋尚设计

出版　中国医药科技出版社

地址　北京市海淀区文慧园北路甲 22 号

邮编　100082

电话　发行：010-62227427　　邮购：010-62236938

网址　www.cmstp.com

规格　710 × 1092mm　$\frac{1}{16}$

印张　$10\frac{1}{4}$

字数　89 千字

版次　2018 年 3 月第 1 版

印次　2018 年 3 月第 1 次印刷

印刷　北京盛通印刷股份有限公司

经销　全国各地新华书店

书号　ISBN 978-7-5067-9937-9

定价　35.00 元

版权所有　盗版必究

举报电话：010-62228771

本社图书如存在印装质量问题请与本社联系调换

中药材生产加工适宜技术丛书

—— 编委会 ——

总 主 编 黄璐琦

副 主 编 （按姓氏笔画排序）

王晓琴　王惠珍　韦荣昌　韦树根　左应梅　叩根来

白吉庆　吕惠珍　朱田田　乔永刚　刘根喜　闫敬来

江维克　李石清　李青苗　李旻辉　李晓琳　杨　野

杨天梅　杨太新　杨绍兵　杨美权　杨维泽　肖承鸿

吴　萍　张　美　张　强　张水寒　张亚玉　张金渝

张春红　张春椿　陈乃富　陈铁柱　陈清平　陈随清

范世明　范慧艳　周　涛　郑玉光　赵云生　赵军宁

胡　平　胡本详　俞　冰　袁　强　晋　玲　贾守宁

夏燕莉　郭兰萍　郭俊霞　葛淑俊　温春秀　谢晓亮

蔡子平　滕训辉　瞿显友

编　　委 （按姓氏笔画排序）

王利丽　付金娥　刘大会　刘灵娣　刘峰华　刘爱朋

许　亮　严　辉　苏秀红　杜　弢　李　锋　李万明

李军茹　李效贤　李隆云　杨　光　杨晶凡　汪　娟

张　娜　张　婷　张小波　张水利　张顺捷　林树坤

周先建　赵　峰　胡忠庆　钟　灿　黄雪彦　彭　励

韩邦兴　程　蒙　谢　景　谢小龙　雷振宏

学术秘书 程　蒙

—— 本书编委会 ——

主　编　王晓琴　李旻辉

副主编　王素巍

编写人员　（按姓氏笔画排序）

　　　　　王晓琴（内蒙古医科大学）

　　　　　王素巍（内蒙古医科大学）

　　　　　李旻辉（内蒙古中药研究所）

　　　　　岳　鑫（内蒙古医科大学）

　　　　　高　荣（内蒙古医科大学）

序

我国是最早开始药用植物人工栽培的国家，中药材使用栽培历史悠久。目前，中药材生产技术较为成熟的品种有200余种。我国劳动人民在长期实践中积累了丰富的中药种植管理经验，形成了一系列实用、有特色的栽培加工方法。这些源于民间、简单实用的中药材生产加工适宜技术，被药农广泛接受。这些技术多为实践中的有效经验，经过长期实践，兼具经济性和可操作性，也带有鲜明的地方特色，是中药资源发展的宝贵财富和有力支撑。

基层中药材生产加工适宜技术也存在技术水平、操作规范、生产效果参差不齐问题，研究基础也较薄弱；受限于信息渠道相对闭塞，技术交流和推广不广泛，效率和效益也不很高。这些问题导致许多中药材生产加工技术只在较小范围内使用，不利于价值发挥，也不利于技术提升。因此，中药材生产加工适宜技术的收集、汇总工作显得更加重要，并且需要搭建沟通、传播平台，引入科研力量，结合现代科学技术手段，开展适宜技术研究论证与开发升级，在此基础上进行推广，使其优势技术得到充分的发挥与应用。

《中药材生产加工适宜技术》系列丛书正是在这样的背景下组织编撰的。该书以我院中药资源中心专家为主体，他们以中药资源动态监测信息和技术服

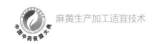

务体系的工作为基础，编写整理了百余种常用大宗中药材的生产加工适宜技术。全书从中药材的种植、采收、加工等方面进行介绍，指导中药材生产，旨在促进中药资源的可持续发展，提高中药资源利用效率，保护生物多样性和生态环境，推进生态文明建设。

丛书的出版有利于促进中药种植技术的提升，对改善中药材的生产方式，促进中药资源产业发展，促进中药材规范化种植，提升中药材质量具有指导意义。本书适合中药栽培专业学生及基层药农阅读，也希望编写组广泛听取吸纳药农宝贵经验，不断丰富技术内容。

书将付梓，先睹为悦，谨以上言，以斯充序。

中国中医科学院 院长

中 国 工 程 院 院 士

丁酉秋于东直门

总　前　言

中药材是中医药事业传承和发展的物质基础，是关系国计民生的战略性资源。中药材保护和发展得到了党中央、国务院的高度重视，一系列促进中药材发展的法律规划的颁布，如《中华人民共和国中医药法》的颁布，为野生资源保护和中药材规范化种植养殖提供了法律依据；《中医药发展战略规划纲要（2016—2030年）》提出推进"中药材规范化种植养殖"战略布局；《中药材保护和发展规划（2015—2020年）》对我国中药材资源保护和中药材产业发展进行了全面部署。

中药材生产和加工是中药产业发展的"第一关"，对保证中药供给和质量安全起着最为关键的作用。影响中药材质量的问题也最为复杂，存在种源、环境因子、种植技术、加工工艺等多个环节影响，是我国中医药管理的重点和难点。多数中药材规模化种植历史不超过30年，所积累的生产经验和研究资料严重不足。中药材科学种植还需要大量的研究和长期的实践。

中药材质量上存在特殊性，不能单纯考虑产量问题，不能简单复制农业经验。中药材生产必须强调道地药材，需要优良的品种遗传，特定的生态环境条件和适宜的栽培加工技术。为了推动中药材生产现代化，我与我的团队承担了

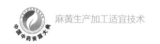

农业部现代农业产业技术体系"中药材产业技术体系"建设任务。结合国家中医药管理局建立的全国中药资源动态监测体系，致力于收集、整理中药材生产加工适宜技术。这些适宜技术限于信息沟通渠道闭塞，并未能得到很好的推广和应用。

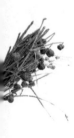

本丛书在第四次全国中药资源普查试点工作的基础下，历时三年，从药用资源分布、栽培技术、特色适宜技术、药材质量、现代应用与研究五个方面系统收集、整理了近百个品种全国范围内二十年来的生产加工适宜技术。这些适宜技术多源于基层，简单实用、被老百姓广泛接受，且经过长期实践、能够充分利用土地或其他资源。一些适宜技术尤其适用于经济欠发达的偏远地区和生态脆弱区的中药材栽培，这些地方农民收入来源较少，适宜技术推广有助于该地区实现精准扶贫。一些适宜技术提供了中药材生产的机械化解决方案，或者解决珍稀濒危资源繁育问题，为中药资源绿色可持续发展提供技术支持。

本套丛书以品种分册，参与编写的作者均为第四次全国中药资源普查中各省中药原料质量监测和技术服务中心的主任或一线专家、具有丰富种植经验的中药农业专家。在编写过程中，专家们查阅大量文献资料结合普查及自身经验，几经会议讨论，数易其稿。书稿完成后，我们又组织药用植物专家、农学家对书中所涉及植物分类检索表、农业病虫害及用药等内容进行审核确定，最终形成《中药材生产加工适宜技术》系列丛书。

在此，感谢各承担单位和审稿专家严谨、认真的工作，使得本套丛书最终付梓。希望本套丛书的出版，能对正在进行中药农业生产的地区及从业人员，有一些切实的参考价值；对规范和建立统一的中药材种植、采收、加工及检验的质量标准有一点实际的推动。

2017年11月24日

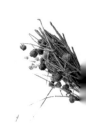

3

前　言

随着人类社会不断进步与发展，人类健康观念发生了显著改变，天然药物以其较小的毒副作用越来越受到人们的青睐，"回归自然"的潮流正席卷全球。中草药的研究也正是在这种社会需求中不断发展，目前中草药已由单纯的疾病治疗转变为预防、保健、治疗相结合，甚至成为研究预防癌症、艾滋病、心脑血管病、糖尿病等疾病的新药源。除此之外，中草药还涉足保健食品、天然香料、化妆品等行业，发挥着其独特的优势和潜力。对于中医药事业的发展，国务院印发《中医药健康服务发展规划（2015—2020年）》《中药材保护和发展规划（2015—2020年）》等中医药发展领域的专项规划，将中医药发展摆在了经济社会发展全局的重要位置，为中医药创造了良好的发展与物质条件。中医药正以其绿色生态、原创优势突出、产业链长、促进消费作用明显等特点，在促进人类健康的同时为供给侧结构性改革提供新的经济增长点。但是人们也认识到，由于中药产业集中度低，野生中药材资源破坏严重，中药材品质下降，使得野生中药资源已不能满足人民群众对中医药服务的需求，就此，2016年国务院印发《中医药发展战略规划纲要（2016—2030年）》，明确提出要全面提升中药产业发展水平，加强中药资源保护利用，推进中药材规范化种植养殖，加强

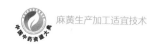

道地药材良种繁育基地和规范化种植养殖基地建设。

麻黄（Ephedra Herba）药用历史悠久，始载于《神农本草经》，历代本草均有收载，为常用中药，在中药中占有重要地位和作用。麻黄植物体内含有多种生物碱、挥发性物质、糖类、矿质元素等，其中生物碱含量最高，《中国药典》2015年版收载麻黄的主要成分为麻黄碱和伪麻黄碱，具有发汗散寒、宣肺平喘、利水消肿的功效。麻黄有较高的临床药用价值，一直以来国内外对麻黄的需求量较大。由于利益驱动，天然麻黄被大量采挖，使自然资源已日渐枯竭，品质也急剧下降。

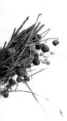

我国从20世纪80年代起，开始人工种植麻黄，在西北、华北和东北局部地区形成三大产区：一是以内蒙古东部科尔沁草原为主，东起吉林省白城地区，西至内蒙古通辽和赤峰地区，该区以草麻黄为主，是我国开发最早的麻黄生产基地。二是以内蒙古西部毛乌素沙地（鄂尔多斯市）为主，向南延伸到陕西省榆林地区，向西顺延至宁夏回族自治区盐池、陶乐、灵武等地区，麻黄品种主要为草麻黄。三是青海、新疆、甘肃等地区的中麻黄、木贼麻黄产区。各地区经过多年的栽培探索和实践，在种子处理、育苗、栽培等环节的技术已相对完善，使得麻黄产量大大提高，质量也有所改善，多数都能达到药典标准，但是不同产区的麻黄质量差异很大。

本书共分六章，从麻黄的形态特征、生物学特性、栽培技术、采收加工、特色适宜技术、药材质量标准、质量评价以及化学成分和药理作用等方面进行了详尽的介绍说明。在编写过程中搜集了大量国内外有关麻黄种植规范及采收加工技术的最新研究成果，同时参考和引用了近年来国内外出版发行的有关麻黄化学和药理活性研究的专业文献资料。在此，对相关参与编写的作者及出版单位表示最诚挚的谢意。

本书通过总结整理各地区麻黄的种植技术和规范，编写了麻黄的种植技术，旨在通过对推动中药材规范化种植，切实加强中药材资源保护，减少对野生中药材资源的依赖，实现中药产业持续发展与生态环境保护相协调。本书可供从事麻黄药材种植的药农、技术人员和开发生产人员参考使用。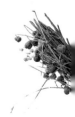

由于编者水平有限，书中疏漏之处在所难免，恳请广大读者和专家学者提出宝贵意见，以便日后及时修正。

编者

2017年10月

目　录

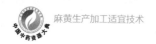

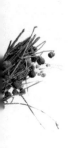

第1章

概　述

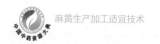

麻黄（Ephedrae Herba）又名麻黄草、龙沙、狗骨、色道麻，为麻黄科植物草麻黄（*Ephedra sinica* Stapf）、中麻黄（*Ephedra intermedia* Schrenk et C. A.Mey.）或木贼麻黄（*Ephedra equisetina* Bunge）的干燥草质茎。始载于《神农本草经》，列为中品，历代本草均有收载。其味辛、微苦，性温，归肺、膀胱经。干燥草质茎切段称"麻黄"；蜜水浸拌炒制后称"蜜麻黄"或"蜜炙麻黄"。麻黄生品发汗解表、利水消肿，有发汗退热的功效；蜜麻黄较生品温润，以宣肺平喘力胜，有平喘止咳的功效。现代药理研究证明麻黄尚有兴奋中枢神经系统、强心、升高血压、止痛、抗病毒和抗癌等作用。麻黄的主要化学成分为挥发油和生物碱类化合物，其中生物碱主要为麻黄碱与伪麻黄碱。

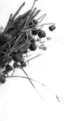

上述三种麻黄多集中分布于降水量350mm以下、年湿润度0.38以下的干旱、半干旱地区，主要分布在北纬35°～49°，东经86°～125°范围内，以草麻黄分布最广，资源量最大，目前各主产区栽培种类以草麻黄为主，中麻黄只在甘肃古浪等地有少量种植，所以市售麻黄药材几乎都是草麻黄。我国从20世纪80年代就开始种植麻黄，栽培方式以育苗移栽为主，个别地区（如新疆）以直播方式种植，扦插、分株繁殖极少应用。麻黄在组织培养、细胞悬浮培养和遗传多样性等方面也取得了很多研究成果。

由于栽培地区环境不同，生产的药材质量差异很大，有些地区生产的药材甚至达不到药典标准。麻黄的质量评价，多以指标成分（麻黄碱、伪麻黄碱）

或指纹图谱方法为主，近年也有将指标成分、指纹图谱与生物效价等指标结合起来进行研究，对于指导麻黄正确用药具有一定的实际意义。

麻黄喜光耐干旱、耐贫瘠、耐盐碱，麻黄根系粗壮，入土深，具有良好的防风固沙和改善环境的作用。种植后可连续收割十几年而不挖根，可避免土地沙化。在干旱荒漠绿洲边缘及风沙危害重点区、盐碱地等区域人工栽培麻黄植物，减缓天然麻黄植物资源的破坏，防风固沙和改善生态环境以及提高经济收益均具有重要的作用。

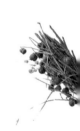

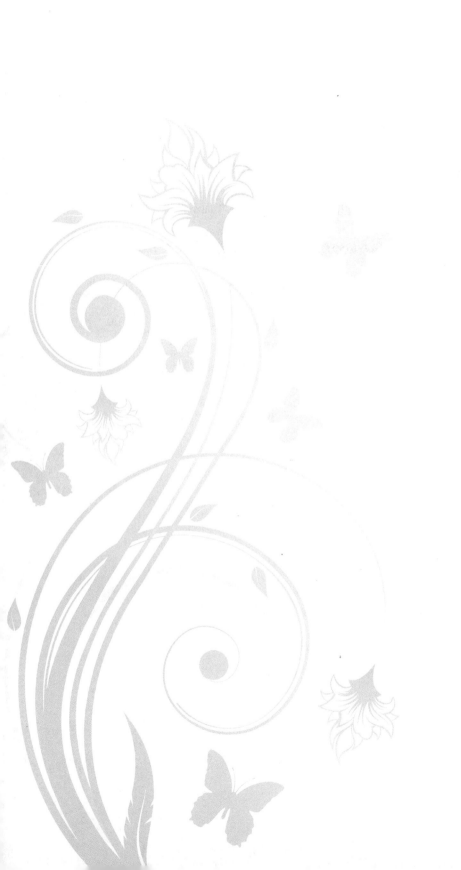

第2章

麻黄药用资源

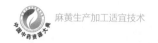

一、形态特征及分类检索

（一）三种麻黄原植物形态特征

1. 草麻黄 *Ephedra sinica* Stapf

草本状灌木，高20～40cm；木质茎短或成匍匐状，小枝直伸或微曲，表面细纵槽纹常不明显，节间长2.5～5.5cm，多为3～4cm，径约2mm（图2-1、图2-2）。叶2裂，鞘占全长1/3～2/3，裂片锐三角形，先端急尖。雄球花多成复穗状，常具总梗，苞片通常4对，雄蕊7～8，花丝合生，稀先端稍分离；雌球花单生，在幼枝上顶生，在老枝上腋生，常在成熟过程中基部有梗抽出，使雌球花呈侧枝顶生状，卵圆形或矩圆状卵圆形，苞片4对，下部3对合生部分占1/4～1/3，最上一对合生部分达1/2以上；雌花2，胚珠的珠被管长1mm或稍长，直立或先端微弯，管口隙裂窄长，约占全长的1/4～1/2，裂口边缘不整齐，

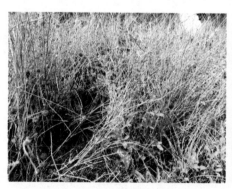

图2-1　草麻黄（*Ephedra sinica* Stapf）原植物

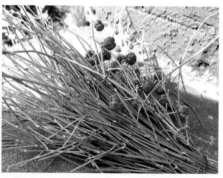

图2-2　草麻黄（Ephedra sinica Stapf）

常被少数毛茸。雌球花成熟时肉质红色，矩圆状卵圆形或近于圆球形，长约8mm，径6～7mm；种子通常2粒，包于苞片内，不露出或与苞片等长，黑红色或灰褐色，三角状卵圆形或宽卵圆形，长5～6mm，径2.5～3.5mm，表面具细皱纹，种脐明显，半圆形。花期5～6月，种子8～9月成熟。

2.　中麻黄 *Ephedra intermedia* Schrenk et C. A. Mey.

灌木，高20～100cm；茎直立或匍匐斜上，粗壮，基部分枝多；绿色小枝常被白粉呈灰绿色，径1～2mm，节间通常长3～6cm，纵槽纹较细浅。叶3裂及2裂混见，下部约2/3合生成鞘状，上部裂片钝三角形或窄三角披针形。雄球花通常无梗，数个密集于节上成团状，稀2～3个对生或轮生于节上，具5～7对交叉对生或5～7轮（每轮3片）苞片，雄花有5～8枚雄蕊，花丝全部合生，花药无梗；雌球花2～3成簇，对生或轮生于节上，无梗或有短梗，苞片3～5轮（每轮3片）或3～5对交叉对生，通常仅基部合生，边缘常有明显膜质窄边，最上一轮苞片有2～3雌花；雌花的珠被管长达3mm，常成螺旋状弯曲。雌球花成熟时肉质红色，椭圆形、卵圆形或矩圆状卵圆形，长6～10mm，径5～8mm；种子包于肉质红色的苞片内，不外露，3粒或2粒，形状变异颇大，常呈卵圆形或长卵圆形，长5～6mm，径约3mm。花期5～6月，种子7～8月成熟。

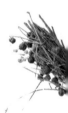

3.　木贼麻黄 *Ephedra equisetina* Bunge

直立小灌木，高达1m。木质茎粗长，直立或部分呈匍匐状，灰褐色，茎

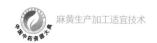

皮呈不规则纵裂，中部茎枝径2.5～4mm；小枝细，直径约1mm，直立具不明显的纵槽纹。稍被白粉，光滑，节间长1.5～3cm。叶2裂，裂片短三角形，长0.5mm，先端钝或稍尖，鞘长1.8～2mm。雄球花穗状，3～4个集生于节上，近无梗，卵圆形，长2.5～4.0mm，宽2～2.5mm，苞片3～4对，基部约1/3合生，雄蕊6～8，花丝合生，稍露出；雌球花常2个对生于节上，长卵圆形，苞片3对，最下一对卵状菱形，先端钝，中间一对为长卵形，最上一对为椭圆形，近1/3或稍高处合生，先端稍尖，边缘膜质，其余为淡褐色；雌花1～2，珠被管长1.5～2mm，直立，稍弯曲。雌球花成熟时苞片肉质，红色，长约8mm，径约5mm，近无梗。种子常为1粒，棕褐色，长卵状矩圆形，6mm，径约3mm顶部压扁似鸭嘴状，两面突起，基部具4槽纹。花期5～6月，种子8～9月成熟。

三种麻黄原植物形态特征差异见表2-1。

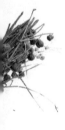

表2-1　三种麻黄原植物形态特征差异

形态特征	草麻黄	中麻黄	木贼麻黄
株高	20～60cm	达1m	达1m
分枝情况	少分枝	多分枝	较多分枝
节间长	2.5～5.5cm	3～6cm	1.5～3cm
种子数	2粒	3粒（2粒）	1粒
鳞叶分裂情况	裂片2（稀3）尖端反曲，基部连合成筒状，呈锐三角	裂片3（稀2）尖端不反曲，上部1/3分离，尖呈钝三角形	裂片2（稀3）尖端不反曲，上部约1/4分离，呈短三角形

（二）分类检索

麻黄科仅麻黄属（*Ephedra* L.）1个属，约40种，分布于亚洲、美洲、欧洲东南部及非洲北部的干旱荒漠及草原地带，在中国分布有14种，3变种，1变型。

麻黄基原植物分类检索表

1　球花的苞片膜质，淡黄棕色，仅中央有绿色或深绿色纵肋，仅基部合生；雌球花成熟时苞增大成无色半透明的干燥薄膜质；叶多3裂，少为2裂（膜果麻黄组 Sect. Alatae Stapf）

　　2　球花常无梗，多个密集轮生节上（青海、新疆、宁夏、甘肃、内蒙古）

　　…………………………………………… 膜果麻黄*Ephedra przewalskii* Stapf

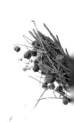

　　2　球花常有明显花梗，梗长可达2cm，常3~4个球花轮生节上或集生节上一点成伞形花丛（新疆西部）…………………………………………………………

　　……………………… 喀什膜果麻黄*Ephedra przewalskii* Stapf var. *kaschgarica*

　　　　　　　　　　　　　　　（Fedtsch. et Bobr.）C. Y. Cheng

1　球花的苞片厚膜质绿色，有无色膜质窄边；雌球花成熟时苞片变为肥厚的肉质、红色而呈浆果状；叶多2裂，稀3裂（膜果麻黄组 Sect. Alatae Stapf）

　　3　植株通常较高大，高30~100cm，稀较矮；灌木或草本状灌木

　　　　4　叶3裂和2裂并存；球花的苞片2片对生或3片轮生，苞片的膜质边缘较明显；雌花的胚珠具长而曲折的珠被管

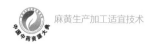

5　小枝较细，直径约1.5mm，纵槽纹较细浅；株高40～80cm；叶3裂与2裂并存（辽宁、河北、山东、内蒙古、山西、陕西、甘肃、宁夏、新疆、青海、西藏）

　　……………………………………… **中麻黄***Ephedra intermedia* **Schrenk ex Mey.**

5　小枝粗，直径约2mm，纵槽纹较粗深；植株可超过1m；叶多2裂，或兼有3裂（西藏、新疆）…… **西藏中麻黄***Epbedra intermedia* **Schrenk ex Mey. var.** *tibetica* **Stapf**

4　叶2裂，稀在个别的枝上呈3裂；球花的苞片全为2片对生；雌花胚珠的珠被管短而较直，稀长而稍曲

　　6　植株无直立木质茎呈草本状；小枝节间较长，多在3～4cm；球花多顶生或侧生具梗，雌球花成熟时矩圆状卵圆形或近圆球形，长5～7mm；种子2（黑龙江、吉林、辽宁、河北、内蒙古、山西、河南、陕西）…………………

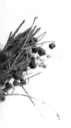

　　……………………………………………… **草麻黄***Ephedra sinica* **Stapf**

6　植株一般有直立木质茎呈灌木状

　　7　小枝纵槽纹细浅不甚显著，节间细而较短，长1～2.5cm，直径1mm或稍粗；雄球花有苞片3～4对；雌球花成熟时长卵圆形或卵圆形，珠被管较长而稍弯曲；种子通常1粒，长5～7mm（河北、内蒙古、山西、甘肃、宁夏、新疆）………………………… **木贼麻黄***Ephedra equisetina* **Bge.**

　　7　小枝纵槽纹粗深而显著，节间多较粗长，直径1.5～2mm，稀较细短；雄球花苞片4～7对；雌球花成熟时多宽大，长6～12mm，珠被管短而直；种子2或1，长6～12mm。

8 雌球花无梗或有短梗，成熟时最上一对苞片约1/2合生；雄球花苞片较多，常5～6对，稀7对（西藏南部高山区）······ 藏麻黄*Ephedra saxatilis* **Royle ex Florin**

8 雌球花有梗，成熟时最上一对苞片大部合生；雄球花有苞片4～5对，稀6对

  9 木质茎直立，小枝多直伸向上或稍开展；植株高可达1m（云南、贵州、四川、西藏）······ 丽江麻黄*Ephedra likiangensis* **Florin**

  9 木质茎匍匐斜升，小枝斜展；植株较矮，高15～25cm（云南西北部、四川西南部、西藏东南部）······

    ······ 匍枝丽江麻黄*Ephedra likiangensis* **Florin. f.** *mairei* **(Florin) C. Y. Cheng**

3 植株矮小，高5～15cm，稀达20cm；铺散地面或近垫状

  10 种子背部中央及两侧边缘有整齐明显的突起纵肋，表皮有横列碎片状细密突起；球花苞片通常仅2～3对；植株近垫状，具短硬多瘤节的木质枝，绿色枝细短硬直（宁夏贺兰山及中部）······

    ······ 斑子麻黄*Ephedra lepidosperma* **C. Y. Cheng**

  10 种子平滑无碎片状突起，无明显纵肋

  11 花雌雄异株

    12 小枝较粗壮，直径1.2～2mm，纵槽纹明显

      13 雄球花的苞片3～6对；雌球花成熟较大，长8～14mm，种子长6～8 mm（四川西部）······

        ······ 异株矮麻黄*Ephedra minuta* **Florin var.** *dioeca* **C. Y. Cheng**

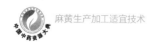

13 雄球花的苞片2~4对；雌球花成熟时较小，长5~6mm；种子长约5mm

    14 植株非垫状；小枝直伸，纵槽纹很明显（西藏）……………………

        ……………………………………… **山岭麻黄*Ephedra gerardiana* Wall.**

    14 植株略成垫状；小枝弧曲，纵槽纹较浅（四川、云南、西藏）………

        ……… **垫状山岭麻黄*Ephedra gerardiana* Wall. var. *congesta* C. Y. Cheng**

12 小枝细弱，粗1 mm左右，纵槽纹不甚明显

    15 小枝通常开展；雄球花生于小枝上下各部，有苞片3~4对；种子1，

        三角状卵圆形或矩圆卵圆形，较苞片为长，外露，长约5mm，色浅

        无光泽（黑龙江、华北、西北、四川、西藏）…………………………

        ……………………… **单子麻黄*Ephedra monosperma* Gmel. ex Mey.**

    15 小枝通常向上直伸；雄球花生于小枝上部，有片4~6对，稀达8对；种

        子多为2，窄椭圆形，远较苞片为小，不外露长2~4mm，深褐色或黑

        褐色，有光泽（新疆）…………… **细子麻黄*Ephedra regeliana* Florin**

11 花雌雄同株

    16 雄球花常生于小枝上部，雌球花生于小枝下部；成熟雌球花矩圆

        状椭圆形，长达10mm，最上面一对苞片远较下面的为长；种子较

        大，长达10mm，紫黑色常被白粉；小枝多直立向上或稍外展（四

        川北部及西北部、青海南部）……………………………………

        ………………………………… **矮麻黄*Ephedra minuta* Florin**

16　雄球花通常着生于小枝各部与雌球花混合排列，雌球花多生于小枝中上部；

成熟雌球花矩圆状卵圆形，长5～6mm，最上一对苞片较其下面一对稍小或近

等长，稀稍长；种子较 小、长4～5mm，深褐色，无白粉；小枝向外伸展（新

疆、青海）……………………… **雌雄麻黄*Ephedra fedtschenkoae* Pauls.**

二、生物学特性

（一）对环境条件的要求

1. 土壤

麻黄适应各种砂质土壤，散生于固定或半固定沙地、河流阶地、山坡、荒
漠戈壁 。在沙地、覆沙地、滩地类型的钙质土地上均可种植，以覆沙地效果最
好。对土壤肥力要求不高，但中等肥力种植可获得高产 。在干旱区硫酸盐、氯
化物盐碱地中种植，其土壤0～30cm土层含盐量1.2%以下生长良好，适宜的盐
碱土壤，可以提高麻黄碱含量。

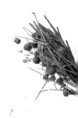

2. 水

麻黄其根系发达，5年后直根深度可达3～4m，吸水性强，是旱生或超旱生
植物。麻黄不耐涝，人工栽培时，出苗期和幼苗期在干旱季节应适当灌水，但
不宜积水，栽植地地下水位应低于3m。

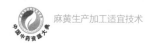

3. 温度

麻黄对温度要求不严，耐极端高温和低温，可在-35～43℃的极端气温条件下生存，温度在10℃以上即可萌发成枝。在年平均气温4～7℃地区，野生麻黄分布较广，生长最适温度为20～25℃。

4. 光

麻黄为长日照、喜阳植物，可在年日照时数3000小时以上，日照率达65%～70%的条件下良好生长，但是在光照时间低于6小时，直射光20%以下，麻黄的生长发育受到抑制，因此，栽培地要选择地势向阳，光照充足地区。

（二）生长发育特性

1. 物候期

麻黄物候期可分为以下几个时期。

（1）萌动期　芽的萌动包括地上芽和地面芽，前者指叶腋中侧枝芽，后者指根茎处的芽。3月中旬腋芽与地面芽鳞片分化并膨大，于3月下旬形成，间隔20天左右。

（2）生长期　体内汁液开始流动，植物体由灰褐色转为绿色时为开始生长期，观察表明麻黄4月上旬进入生长期，5～7月中旬为速生期。

（3）分枝期　茎节幼芽苞鳞裂开，侧枝生长。分枝初期在4月上旬，盛期在4月中旬至6月，末期于7～8月。

（4）开花期　花蕾出现期在5月上旬，始花期在5月中下旬，开花盛期是5月下旬至6月上旬，末期是6月中旬，雌花比雄花晚开7天左右，雌花授粉液滴出现时正是雄花散粉时期，开花持续时间为30～40天。

（5）果实期　形成期在6月中旬，成熟期在7月中旬，脱落期在8月上、中旬，果实期持续时间50～60天。果后营养期是8月中旬至10月中旬，持续时间60天左右。

（6）休眠期　10月中、下旬至翌年3月中旬，持续时间150天左右。

麻黄的水分临界期为分枝期和现蕾期至花期，这两个时期应加强水肥管理以促进植株的营养生长和种子的成熟。

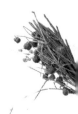

2．开花习性

麻黄种植第三年以后才开花，随着生长年限的增加，花序也逐年增多。麻黄为雌雄异株植物，无真正的花被，4～8对膜质或肉质苞片包裹着胚珠，形成花的结构。花芽形成于越年生的老枝上，当年枝条不能成花。因此，头年刈割的麻黄，第二年因没有越年生枝条，不能产生种子。雌雄花在幼小时不易辨别，雌花通常较雄花小，肉质苞片少于和短于雄花。雌花的苞片在种子成熟时变肉质、肥厚、鲜红色。种子三棱形，被棕褐色假种皮。成年植株开花时，每枝均有花蕾，但多数不能开放，在初花很小时就败育。同样，每个枝条，除最上面和最下面的1、2个节外，每节均有1～3朵花（或败育花蕾）。随着时间

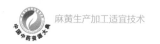

的推移，败育、凋落花（果）增多，存留于枝条上的花（果）越来越少。花（果）的败育率受栽培（生长）条件的影响，在水肥条件较好时，败育率较低。麻黄的开花能力是很强的，具有很高的种子生产潜力。但保花能力弱，花（果）易脱落，这是造成实际种子产量低的一个重要原因。

3. 无性繁殖

草麻黄根系属于根蘖型，草麻黄的地上枝条，既可由根茎部位产生，也能由根茎上的芽萌发形成，麻黄的根茎十分发达，主要存在于距地表下10～50cm土层中，在土壤中横生而且很长（可达6m），在根茎上生有许多休眠芽，逐渐发育成株丛，但不与母株分离。从植物系统发育学方面分析，裸子植物是较低等的种子植物，种子有性繁殖能力较弱。营养体的存在及繁衍方式是弥补其有性繁殖力不强的一种手段。

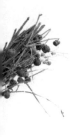

4. 麻黄生物总碱的累积规律

草麻黄一年生幼苗总生物碱含量只有0.1%～0.3%，二年生幼苗茎枝中总生物碱含量可达0.7%～1.0%，三年生或二龄苗移栽的总生物碱含量较稳定，可达1.3%以上，达到和超过《中国药典》规定的生物碱含量0.8%以上的要求。根据对麻黄再生特性的研究表明，人工种植的麻黄移栽第三年后生物碱含量可稳定在1.3%～1.6%，基本接近野生麻黄的总生物碱含量。三年以上草麻黄采收后，第二年的总生物碱含量比前一年及未采收对照组下降0.2%～0.3%。总生物碱含量以三年生麻黄最好。

通过对每年不同月份麻黄总生物碱含量的测定，可以看出随着植物的生长发育，麻黄碱含量逐渐增加。在开花期过后形成第1个高峰，7月中旬麻黄总生物碱含量平均可达到0.86%；7月下旬～8月，麻黄进入种子成型和成熟期，加之雨季来临，相对湿度大，麻黄碱积累处于停滞或下降，麻黄总生物碱含量平均可达到0.74%；9月后开始回升，形成第 2 个高峰，麻黄总生物碱含量平均可达到1.24%；10月下旬、11月上旬麻黄总生物碱含量平均可稳定达到1.34%左右。草麻黄中的麻黄碱占总生物碱含量的80%～85%。

三、地理分布

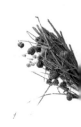

（一）草麻黄

1. 野生资源

草麻黄产于辽宁、吉林、内蒙古、河北、山西、河南西北部及陕西等省区。适应性强，习见于山坡、平原、干燥荒地、河床及草原等处，常组成大面积的单纯群落。

洪浩等通过实地考察及电话调查，对草麻黄的资源情况进行了较全面的调查，结果表明，现今野生草麻黄主要分布于内蒙古赤峰地区（赤峰市、阿鲁科尔沁旗、巴林右旗、克什克腾旗、喀喇沁旗、敖汉旗、翁牛特旗）、通辽地区（通辽市、霍林浩特）、锡林郭勒地区（锡林浩特市、阿巴嘎旗、东乌珠穆沁旗、

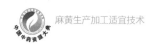

苏尼特右旗、正蓝旗）、乌兰察布地区（丰镇市、兴和县）、呼和浩特市（武川县）和包头市（固阳县）、鄂尔多斯市（鄂托克旗、杭锦旗）、阿拉善盟东部地区（阿拉善左旗）；山西省大同市、浑源市、应县、繁峙县；河北省秦皇岛，吉林省通榆县，陕西省秦岭地区。上述产地中，内蒙古、山西大部分地区资源较丰富，在其他地区，野生草麻黄均零星分布。除上述产地以外的地区，包括宁夏、甘肃、青海、新疆、四川、贵州、云南暂没有发现野生草麻黄资源。

2. 种植资源

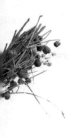

草麻黄野生资源产量大，种植资源也丰富，内蒙古自治区巴林右旗、杭锦旗、阿鲁科尔沁旗、鄂托克旗、鄂托克前旗，甘肃省陇西县、古浪县，宁夏回族自治区银川市，青海省贵德县，新疆维吾尔自治区奇台县、精河县、博尔塔拉州、巩留县，均有栽培草麻黄。除新疆维吾尔自治区博尔塔拉州处栽培麻黄为防风固沙服务外，其余地方栽培草麻黄均为用药服务。其中，内蒙古巴林右旗、杭锦旗、鄂托克旗的栽培面积在1000公顷以上，新疆维吾尔自治区巩留县、宁夏回族自治区银川市的栽培面积也在500公顷以上；其他地区均为药农小规模种植。

（二）中麻黄

中麻黄为我国分布最广的麻黄之一，产于辽宁、河北、山东、内蒙古、山西、陕西、甘肃、青海及新疆等省区，以西北各省区最为常见。其抗旱性强，生于海拔数百米至两千多米的干旱荒漠、沙滩地区及干旱的山坡或草地上。

经调查发现，中麻黄现主要分布于内蒙古和宁夏交界处，甘肃省兰州市、定西市、临夏市、陇西地区、武威市、张掖市、玉门市等地，青海省海南自治州、海东市、海北自治州和果洛自治州等地，新疆维吾尔自治区哈密市、巴里坤县、木垒县、阿勒泰市和布克赛尔县、阿克苏地区、伊犁地区和喀什地区等地。上述分布区中新疆的中麻黄资源极多，阿克苏地区、伊犁地区和喀什地区等地有数万公顷左右规模。青海东部有零星分布的中麻黄，面积不到500m^2，其余地区分布极少，而曾盛产中麻黄的中卫等地区，未见中麻黄，可见其资源破坏之严重。

中麻黄野生资源较丰富，在甘肃和新疆有农户少量种植。

（三）木贼麻黄

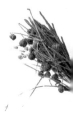

木贼麻黄产于河北、山西、内蒙古、陕西西部、甘肃及新疆等省区，生于干旱地区的山脊、山顶及岩壁等处。根据中国数字植物标本馆中所收集的标本信息，木贼麻黄的主要产地为宁夏和内蒙古西南部的贺兰山山脉地区，新疆北部和山西部分地区，在河北张家口、北京门头沟和青海贵德县均有木贼麻黄分布。

由于乱采乱挖，再加上连年的干旱及病虫害，宁夏已极少见木贼麻黄，仅在新疆哈密市、木垒县、富蕴县、阿勒泰市、吉木乃县、巩留县和乌鲁木齐市发现野生木贼麻黄资源。这些产地多位于在阿勒泰山脉地区，资源量极少（单株或数株，不成片分布），且生境多特殊，生长在山崖、峭壁的石隙中，不易获得。而河北、北京、青海等地均未见野生木贼麻黄资源。

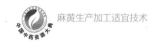

木贼麻黄野生资源较少，也无种植资源。

四、生态适宜分布区域与适宜种植区域

（一）生态适宜分布区域

1. 草麻黄

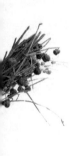

主产于山西、内蒙古、辽宁、吉林等省区。在宁夏、甘肃和新疆有大量栽培。以山西和内蒙古草麻黄质量最好。

草麻黄最适分布区自然环境：草麻黄在干旱、半干旱地区分布广，自然环境特征是降水少，蒸发量大，日照强烈，空气干燥，风沙大。野生草麻黄集中分布区（科尔沁沙地和毛乌苏沙地）的年降雨量为100～400mm，70%以上的降水集中在6、7、8三个月。年均温度5～7℃，≥10℃积温为2200～3400℃，年日照时数为2800～3000小时，土壤固定风沙土、半固定风沙土和栗钙土为主，肥力中等。

2. 中麻黄

生长适宜区主要集中在甘肃西部、新疆西北部、西藏东南部、宁夏全境和内蒙古中部。

对中麻黄生长影响较大环境因子及适宜值：海拔1800～3200m，最冷月低温-22～9℃，8月平均气温9～20℃，最湿月降水量0～10mm，土壤类型：普通淋溶土、水耕淋溶土、石灰性栗钙上、淋溶黑钙上、淋溶栗钙土、简育钙积土、饱和黏磐土、黑钙土、石灰性砂性土。

3. 木贼麻黄

分布区域窄，主产于新疆、青海和甘肃，自然分布区主要在阿尔泰山南坡海拔1800～3000m的中山带和亚高山带，生长于砾石质坡地和石缝中。

（二）适宜种植区域

1. 西北地区

该区域内自然分布有多种麻黄，且野生储量大，该地区宜种植中麻黄、蓝麻黄（提取麻黄素用）和草麻黄为宜，也可种植木贼麻黄。

（1）新疆、青海和甘肃适宜种植中麻黄和木贼麻黄，草麻黄已有多年种植经验，生长情况较好。

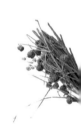

（2）宁夏及内蒙古西部可种植草麻黄和中麻黄，目前该区人工栽培的多为草麻黄，其经济效益相当可观。

2. 华北及东北西部

华北地区的野生草麻黄常组成大面积单纯群落，是草麻黄的主要产区。该地区有大片的沙地，气候适宜草麻黄生长。东北西部的松辽平原及山区丘陵地带也以草麻黄分布为主，所以该地区宜发展草麻黄的人工种植。

其他地区如西南及长江以南地区，虽然也有麻黄生长，但麻黄素含量低，土壤多偏酸性，年降雨量大，自然条件不适宜发展麻黄种植业。

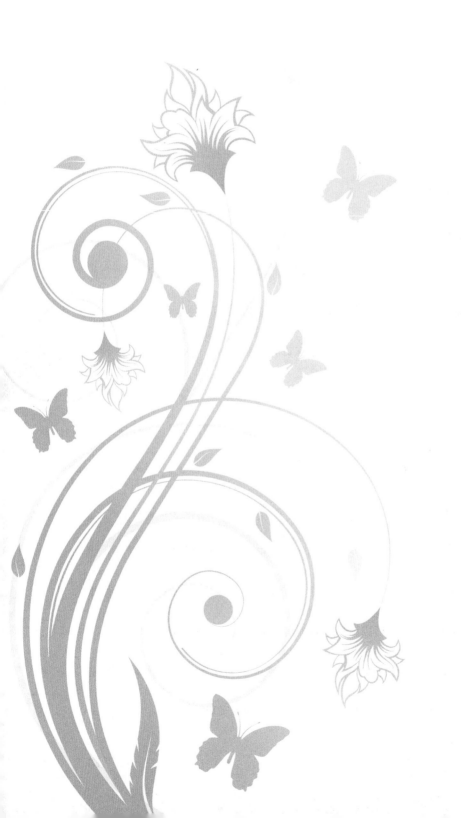

第3章

麻黄栽培技术

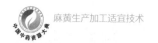

一、种子种苗繁育

麻黄可以利用枝条或带芽的根茎进行无性繁殖，也可以用种子进行繁殖。种子繁殖具有简便、经济、繁殖系数大等特点，是麻黄栽培中应用最广泛的一种。

（一）种子形态

草麻黄种子小，长卵形，长约6mm，宽约3mm，深褐色，侧扁平或凹，另一侧凸起，具2条横纹，较光滑。外果皮较硬，内种皮膜质，褐色。胚淡黄色，胚长0.25cm。

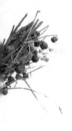

不同种类麻黄种子的千粒重为：草麻黄9.5～10g；中麻黄5.5～6g；木贼麻黄7.5～8g。

（二）种子检验方法

种子检验是用科学方法判断、鉴定种子优劣。种子检验包括田间检验和室内检验两部分。田间检验是在药用植物生长期内，到良种繁殖田内进行取样检验，检验项目以纯度为主，其次为异作物、杂草、病虫害等；室内检验是种子收获脱粒后到晒场、收购现场或仓库进行扦样检验，检验项目包括净度、发芽率、发芽势、生活力、千粒重，水分、病虫害等，其中，净度、千粒重、发芽率、发芽势和生活力是种子品质检验中的主要指标。

1. 种子净度

种子净度，又称种子清洁度，是纯净种子的质量占供检种子质量的百分比。净度是种子品质的重要指标之一，是计算播种量的必需条件。净度高，品质好，使用价值高；净度低，表明种子夹杂物多，不易贮藏。计算种子净度的公式如下：

$$种子净度 = （纯净种子质量/供检种子质量）\times 100\%$$

2. 种子饱满度

衡量种子饱满度通常用千粒重来表示（以 "g" 为单位），千粒重大的种子，饱满充实，贮藏的营养物质多，结构致密，能长出粗壮的苗株。千粒重是种子品质重要指标之一，也是计算播种量的依据。

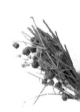

3. 种子发芽能力的鉴定

种子发芽能力可直接用发芽试验来鉴定，主要是鉴定种子的发芽率和发芽势。种子发芽率是指在适宜条件下，样本种子中发芽种子的百分数，用下式计算：

$$发芽率 = （发芽种子粒数/供试种子粒数）\times 100\%$$

发芽势是指在适宜条件下，在规定时间内发芽种子数占供试种子数的百分率。发芽势说明种子的发芽速度和发芽整齐度，表示种子生活力的强弱程度：

$$发芽势 = （规定时间内发芽种子粒数/供试种子粒数）\times 100\%$$

4. 药用植物种子生活力的快速测定

种子生活力，是指种子发芽的潜在能力或种胚具有的生命力。药用植物种

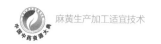

子寿命长短各异，为了在短时期内了解种子的品质，必须用快速方法来测定种子的生活力。药用植物种子生活力鉴定通常用红四氮唑（TTC）染色法，靛红染色法等。

（1）红四氮唑（TTC）染色法　2,3,5-氯化（或溴化）三苯基四氮唑，简称四唑或TTC，其染色原理是根据有生活力种子的胚细胞含有脱氢酶，具有脱氢还原作用，被种子吸收的氯化三苯基四氮唑参与了活细胞的还原作用，故不染色。由此可根据胚的染色情况区分有生活力和无生活力。

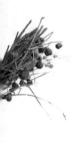

（2）靛红染色法（洋红染色法）　染色原理是根据苯胺染料（靛蓝、酸性苯胺红等）不能渗入活细胞的原生质，因此不染色，死细胞原生质则无此能力，故细胞被染成蓝色，根据染色部位和染色面积的比例大小来判断种子生活力，一般染色所使用的靛红溶液浓度为0.05%～0.1%，随配随用。染色时必须注意，种子染色后，要立即进行观察，以免褪色，剥去种皮时，不要损伤胚组织。

（三）种子质量分级

在麻黄种子质量分级出台前，麻黄种子质量从种子净度、千粒重、发芽率、含水量等多方面开展检验，暂行标准为：纯度（原种）99.8%、净度98%、发芽率75%以上、千粒重9g以上、含水量8%。

在2011年，国家已制定出《麻黄属种子质量分级》标准（GB/T 26614-2011），意味着麻黄种子的质量由早期的简单检验程序，正逐步实现种子质量标准化，本标准规定了麻黄属（*Ephedra* L.）种子质量分级指标及评定方法。本标准适用于生产，销售和使用的麻黄属种子的质量分级。

麻黄种子质量等级评定方法如下。

（1）单项指标定级　根据表3–1净度、发芽率、其他植物种子数、水分进行单项指标的定级，三级以下定为等外。

（2）综合定级

①根据表3–1用净度、发芽率、其他植物种子数、水分四项指标进行综合定级。

②四项指标均在表3–1同一质量级别时，直接定级。

③四项指标有一项在三级以下，定为等外。

④四项指标均在三级以上（含三级），其中净度与发芽率不在同一级别时，用种子用价取代净度与发芽率。种子用价与其他植物种子数在同一级别，则按该级别定级；若不在同一级别，按低的级别定级。

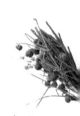

（四）种子的萌发特性

种子顺利萌发出苗是麻黄栽培生产中的重要环节。种子的萌发成苗特性对于确定药用植物的适宜播种期和规范化种植具有一定的意义。

1. 种子净度对萌发出苗的影响

麻黄种子小，种子外面有坚硬的假种皮包被，从外观上很难区分有胚的饱

27

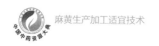

满种子和发育不全的空瘪种子。试验研究表明饱满种子在适宜的条件下其发芽率是很高的。所以造成生产中麻黄种子发芽率低、成苗差的主要原因是种子净度太低，无生活力的种子比例过大。因此，在生产中必须对种子进行净选，提高种子净度，然后再用来播种。种子净选常用水选法：即将种子放入容器中，加水并充分搅拌，再静置2小时左右，打捞出上浮层，保留下沉层。经萌发试验，上浮层基本上无发芽能力，下沉层中有胚的饱满种子占绝大多数。增加净选次数能提高种子的发芽率。

2. 温度对麻黄种子萌发的影响

（1）草麻黄　种子在15℃下的发芽率为55%，随温度升高发芽率明显上升，25℃时发芽率最高，温度高于25℃时发芽率开始下降。温度高达40℃时种子几乎很少发芽。因此草麻黄种子萌发的最适宜温度为20～25℃。

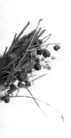

（2）中麻黄　种子在15℃下的发芽率为20%，随温度升高发芽率明显上升，30℃时发芽率最高，温度高于30℃时发芽率开始下降。因此中麻黄种子萌发的最适宜温度为25～30℃。

3. 土壤与播深对麻黄种子成苗的影响

（1）土壤绝对含水量对种子成苗的影响较大。含水量<24.34%时，草麻黄种子的成苗率随着土壤绝对含水量的升高而升高，适宜的土壤绝对含水量为19%～24%。最适水分含量：砂质土壤绝对含水量10%左右。

（2）土质对麻黄种子出苗影响显著。出苗率和出苗指数随着土质的黏重程度增加而减少，所以麻黄播种时选择持水性和通透性良好的砂壤土。

（3）不同播种深度对麻黄出苗率影响显著。播种深度在5cm范围内，随深度的增加，出苗率和出苗指数迅速降低。在0.5～1cm内，土质对麻黄出苗无显著影响，是麻黄播种时土质与播深的最好组合。不覆土的出苗率和出苗指数均低于覆土0.5cm，这主要因为地面容易干燥且干湿不均，使种子萌发时水分不能均衡供应所致。所以，利于种子成苗的覆土厚度为0.5～1cm。

4. 光照对麻黄种子萌发的影响

光照与黑暗条件对麻黄种子发芽率和发芽指数均无显著差异，属于非光敏性萌发种子。故此在生产中可不考虑光因素对麻黄种子萌发的影响。

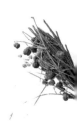

5. 不同处理和栽培因子对麻黄种子萌发的影响

麻黄种子在播种前先进行浸种处理，可以提高种子发芽率，促进幼苗生长。在生产中使用50mg/L赤霉素（GA_3）浸种12小时是促进麻黄种子萌发和幼苗生长最佳处理方法；其次，用5mg/ml KNO_3浸种处理24小时也能促进麻黄种子萌发和幼苗生长。

（五）种苗的生长发育规律

麻黄种子在水分及温度适宜的条件下能迅速萌发生长，7天就可出苗。刚出土的幼苗只有两个针形的子叶，淡绿红色，顶端钝尖，生长半个月后，从

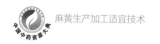

两片子叶中间长出一节接一节的枝条，形成主枝，淡绿色。每个节间又生出3～5mm鳞片状膜质三角形叶片，基部合生，顶端2～3裂，淡黄色或乳白色，中部色深，具两条平行脉。于主枝节间叶腋处长出侧枝为第一次分枝，再从第一次分枝处长出的侧枝为第二次分枝，以此类推，第三次和第四次分枝，各次分枝如同主枝一样，一节接一节地增长，形成植株。

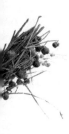

第一年若是水肥条件良好，侧枝可长到20cm。地下根生长迅速，当年根可深达30cm以下。冬季地下芽在温暖地区仍能生长，3月上旬地下芽出土，基部主根及许多主枝上新生出大量的侧枝条，丛幅较大。但是，地上顶部嫩枝条有少量枯死，老枝木质化程度较高。第二年，枝条大量分蘖，一株地上部分大约有10～20个分枝条，高达20～30cm，地下根向四周伸展很快，一般伸展20～30cm，其深度可达80～100cm。

二、栽培技术

（一）品种的选择

麻黄的基原植物有三种，分别是麻黄科植物草麻黄、中麻黄和木贼麻黄。基原植物种类多的药材，在种植前需要调查种植区域植物种类，宜选择本区域自然分布且长势良好的植物。根据三种麻黄的自然分布规律：新疆、甘肃、青海等省区适宜中麻黄和木贼麻黄的栽培；甘肃、宁夏及内蒙古西部适宜种植草麻黄和中麻黄；华北及东北西部种植草麻黄。

（二）选地整地

1. 育苗地

育苗时最好选择背风向阳，地下水位小于3m，土质疏松肥沃、土层深厚，无多年生杂草，便于灌溉的砂壤土作苗圃地。育苗地土壤含盐量应小于1%，土壤中不能有黏土区，黏粒含量应低于30%，pH值为7.0~8.0。新开垦的荒地，要对土地进行平整、规划，修建排灌渠道。尽量避免和蔬菜、瓜类、薯类连茬种植，以免病菌感染。麻黄耐贫瘠，但在盐碱度较低（pH值为8.0左右）、有机质含量高的土壤适宜草麻黄种子萌发成苗，播前可施腐熟有机肥45 000kg/hm^2，尿素150kg/hm^2，同时施50%辛硫磷（$O-\alpha-$氰基亚苯基氨基$-O$，$O-$二乙基硫代磷酸酯）30kg/hm^{2}防治地下害虫。

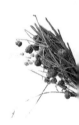

麻黄可根据立地条件选择高床或平床育苗，高床育苗适宜在降水量较多、地下水位较浅和地势低洼地区。床面高15~20cm，宽1~2m，床与床间留步道宽。平床育苗适用于降水量较少，地下水位深的地区。床做好后平整灌足底水以备播种。

2. 栽培地

地势平坦、土壤pH值以7~8为宜，含盐量一般不得超1.2%的砂性土壤即可，忌黏重的土壤。

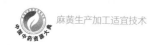

新开垦的生荒地，首先要平整、深翻土地，修建排灌渠道。秋季或春季，以深翻40cm为宜，达到深、细、平、实、匀。结合整地亩施3000～5000kg腐熟农家肥，最好进行土壤消毒处理。

（三）繁殖方法

繁殖方式包括有性繁殖和无性繁殖。有性繁殖即种子繁殖，可分为大田直播和育苗移栽两种方法。人工栽培麻黄，在掌握技术、土地状况良好、水源充足的条件下可以采用直播方法。但由于麻黄种子价格昂贵，如果大面积直播栽培，一次性投入太大，所以生产上一般采用苗圃地播种育苗、然后移栽的方法进行繁殖。

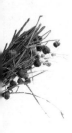

1. 种子繁殖

（1）种子播前处理

①除果皮：带果皮（苞片）的种子，播前把带壳的种子先放到脱粒机中碾两遍，除掉果皮，保留净种子，也可把种子浸泡在50℃左右的温水中，待果皮泡软后，用手搓去果皮，再多次清洗，果皮中含有萌发抑制物，带皮种子在常温条件能迅速降低种子发芽能力，采种后应立即去除果皮。带皮种子在生产上应禁用。

②除杂：除杂方式很多，以水选法最好。操作简单，省时省力。操作方法：将种子放入容器中，加水并充分搅拌，再静置2小时左右，弃上层，留

下层。

③催芽：热水浸种2～6小时、清水浸种8～12小时、沙层积法以及药剂浸种都可加快麻黄种子萌发的速度。层积方法：将草麻黄种子与干净的河沙以1：3体积比混合均匀后层积，层积温度2～4℃，处理15天后进行播种。药剂浸种以50mg/L赤霉素（GA$_3$）浸种12小时最好；用5mg/ml KNO$_3$浸种处理24小时也能促进麻黄种子萌发和幼苗生长。

④消毒：通过消毒可杀死种子中携带的病虫害，可选用0.1%的高锰酸钾、1%的硫酸铜溶液、20%多菌灵［N–（2-苯骈咪唑基）–氨基甲酸甲酯］，还有克菌丹［1,2,3,6-四氢–N–（三氯甲硫基）邻苯二酰亚胺］等。

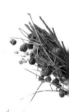

（2）育苗移栽

①播种时间：各地可依据麻黄萌发的最适温度选择播种时间，播种时间应根据当地气候条件定，一般地面温度在10～15℃即可播种。新疆北疆播种期在4月中旬至5月初；南疆3月中旬即可播种。甘肃、内蒙古西部地区4月下旬到5月上旬播种；内蒙古东部地区到了5月上、中旬才能播种。

②播种量：播种量应根据种子的质量确定，所以播种前要做种子检验，明确种子的净度、千粒重、发芽率等，进而估算播种量。一般控制在75～90kg/hm^2，能保证出苗450万～600万株/hm^2。

③播种深度：育苗播种时要掌握好深度，以2cm左右为宜不得超过3cm。

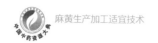

播前及出苗前要保持土壤湿润。出苗后根据土壤墒情3~5天浇一次水，但不得超过10天。地表过干，幼苗易死亡。

④移栽时间：根据各地气候条件及生产进度安排移栽时间，春季、秋季和雨季移栽均可。春季以土壤解冻后麻黄幼苗尚未返青时为宜，如新疆南疆一般在4月上旬前后。秋季移栽宜早，如在新疆南疆地区立秋以后至土壤上冻前都可进行移栽，一般在9月下旬以前完成，以保证幼苗能返青过冬。宁夏、内蒙古鄂托克前旗以8月份阴雨天移栽最好，不仅成活率高，而且秧苗缓苗时枯枝少，秧苗恢复快，当年生长量大。

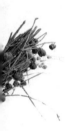

⑤苗木出圃：麻黄育苗后的第二年秋季以后即可挖出移栽，人工或机械起苗均可。起苗时尽量使根完整。根据幼苗长短、粗细分级打捆，最好随起苗随移栽，暂时用不完的幼苗要假植。假植时，将各捆苗芽盘以下处全部压潮湿土，不许露根，埋土后立即灌水，以防止失水变干。如需长途运输，应将苗木蘸泥浆打捆或用麻袋包装，以防止苗木水分流失。从起苗到栽植，要控制苗木失水，一般控制在10%以内。

⑥栽植密度：移栽密度应根据土壤肥力而定，以15万~22.5万株/hm²为宜，肥力差的地块应加大密度。实行宽行距种植，即株距15~20cm，行距为30~40cm，以便于施肥和中耕锄草等田间作业。移栽前应剪掉过长的主根和地上部，以便移栽及保证成活，栽前田间须灌足水。在风沙为害严重的地田间要

有防风措施，可在上风口方向每隔100m夹一段风障。

⑦栽植方法：栽植采用人工或机械栽植均可。人工栽植方法有采用缝隙靠壁栽植法和叉植法两种，栽植深度为20～30cm左右，每穴1～2株。叉植法是栽植过程中农牧民创造出来的一种方法，这种方法使用的工具为特别叉刀具，叉刀具为下部两叉刀，30cm上部连一柄，栽植时将两叉刀插入土中，来回摇动，可一次开二穴，速度快、省工、省时。大面积种植宜采用机械作业，即拖拉机开沟，人工将苗根伸展垂直植入沟中，不得倾斜栽植，逐行踩实。注意栽植时一定要将苗根扶正踩实，且将根茎深入土中1～2cm。

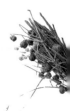

⑧移栽后施肥：麻黄耐贫瘠，但合理施肥可促进其生长发育，提高产量和麻黄碱含量。秋季移栽的麻黄，要在第二年4月份每公顷沟施氮肥300kg，沟深度5cm以上。春季移栽的麻黄可在7月份施肥一次，要避免施肥时损伤成活初期的幼根芽。每次施肥后要灌透水。

（3）大田直播　如果种子质量好，土地平坦，又有喷灌条件保证土壤湿度，且面积较大时适宜采用大田直播。直播麻黄可省去移栽工序，但除草和保苗是成功的关键。

①春播：播种期应根据当地气候条件和种植种类而定，中麻黄播种期应比草麻黄稍晚，在三种麻黄的主要分布区内，由西向东，播种期越来越晚。新疆以南疆4月中旬以后为宜，5月以后虽然温度高，种子发芽出苗快，但是地表蒸

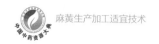

发量较大，土壤易板结，不利于出苗；在内蒙古、宁夏的播种期以5月上旬前

后为好。麻黄具有种子发芽不整齐的自然特性。麻黄的出苗期间，若平均气温

在10℃以上，地上土壤蒸发量小，土壤保墒较好，则种子发芽率高。种子播种

后，约15～20天齐苗。

②秋冬播：麻黄种子，只要温度适宜，水分条件好，一年四季均可发芽生

长，为秋播提供了有利条件。在南疆地区进行秋播，播种期在8月中旬至8月底

较为适宜，过早播种，气温高，地表蒸发量大，土壤水分损失过快，土壤板

结，影响种子发芽。过晚播种，幼苗生长时间过短，真叶分蘖少，根扎浅，影

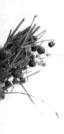响幼苗越冬，成活率低。秋播的幼苗经过越冬锻炼、冬灌及积雪的融化，春

季土壤墒情好，根扎得深，养分供应充足，幼苗生长快而健壮。另外，秋播

麻黄田中的杂草少，有利于麻黄幼苗生长。在北疆地区11月份结冻前，把麻

黄种子播种下去，到翌年3月份气温回升，积雪融化后，麻黄种子在土壤湿度

下可萌发出苗。这种方法只适用于北疆地区，南疆地区因为冬天积雪少，地

面蒸发量大，土壤保水能力差，种子发芽非常困难，采用冬播方法，效果

不佳。

③播种：把处理好的种子拌入适量细沙即可播种。种植面积小，采用人

工穴播法，一般穴距10～15cm，行距30～40cm，每穴播2～3粒。大面积播

种，可采用24行或12行播种机播种，播种量一般为15～30kg/hm²，深度控制在

2～3cm。

播后立即以喷灌方式浇水。穴播在苗齐后应间苗，每穴留健壮苗1～2株。机械播种需要据出苗情况适时间苗2～3次，并用间下来的幼苗补苗，最终每公顷留苗15万～22.5万株。

2. 无性繁殖

常采用分株繁殖、根茎繁殖和扦插繁殖3种方法 。

（1）分株繁殖　多在秋天或早春进行，将植株挖出，根据株丛大小，每株丛可分成5～10株，选择高燥的地块，作成平垄，开沟，行距30cm，按株距30cm栽植，栽后覆土至根芽，将土压实后浇水。

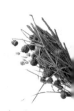

（2）扦插繁殖　把健壮的麻黄植株剪成10～15cm长的小段，用一定浓度ABT生根剂进行浸泡处理，待节间长芽，即可栽植，栽植时露出地表2～3节，保持苗床湿润。20天左右即可抽出新梢，来年春季进行定植。

（3）根茎繁殖　麻黄根茎萌发力强，因此可用其根茎繁殖。选出无病虫害健壮的植株将其根状茎截成 8～10cm 长的小段，按 30cm × 50cm或50cm × 70cm的株行距栽植。

（四）田间管理

1. 苗期管理

（1）灌溉　在出苗期和幼苗期（幼苗出土到长至2～3cm期间），苗木对水

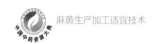

分需求不多,但比较敏感,灌水以少量多次,保持床面湿润为原则,以喷灌为主。6～7月为速生期,需水量增加,应及时灌水。灌水时间最好在早晨或傍晚,尽量不要在中午时浇水。8月控制浇水,蹲苗,10月中下旬上好防冻水。早霜前6～8周停止灌水,以提高苗木越冬抗性。雨季,要搞好排涝工作。

(2)施肥 一年生苗可以不施肥或根据苗情在7月中旬前后每公顷田间撒施氮肥150kg,施肥后浇一次水。二年生苗要适当增加施肥种类、数量和次数。如果第二年秋季起苗,可在第二年幼苗返青时每公顷施氮肥150kg/hm²,磷肥150kg,农家肥30 000～46 000kg/hm²。

(3)松土除草 除草以"除早、除小、除了"为原则。结合松土保墒及时清除杂草。一般年度进行6～7次,即从出齐苗5～6天后(5月末)开始第一次除草,以后每隔10天左右清除一次,7月中旬以后减少次数至9月初。

如果播种整地时未作除草剂土壤封闭处理,则麻黄育苗期间杂草生长十分迅速,要根据田间杂草种类,在不影响麻黄正常生长的前提下,按照除草剂使用说明选择使用适当药剂的种类和用量。除草剂的使用要注意用药的绝对安全,防止产生药害。施药前应先将施药器械清洗干净;药剂用量要严格按规剂量准确称量,喷雾要均匀、周到,大风及高温时不施药。

2. 生长期管理

生长期的田间管理主要以灌溉、排水、中耕、除草、追肥、补苗、防风害等。

（1）灌溉与排水　苗木移栽后1个月内，对水分比较敏感，需要保持土壤湿润，种植成活后就不需要大量的水了，过多的水反而会引起地下根腐烂，影响植株的生长发育。以后定期浇水，一般根据条件年需浇水4～5次。即早春灌足解冻水，施肥后及时灌水，采割前必须灌水，封冻前浇好封冻水的原则，至少应为3次。遇大、暴雨时，要及时排水，否则会减产甚至使苗木死亡。

（2）中耕除草　松土除草应结合进行，除草以清除大草为主，以减少对水肥消耗的竞争。定植后及时松土锄草和适时灌水，麻黄栽植地易生杂草，每次浇水或下雨后应及时松土除草，特别是对于土壤结构差、易于板结的地块更应注意。麻黄根系需氧性强，疏松的土壤是麻黄生长的良好环境。松土除草每年2～4次。每年在6～8月至少一次。除草包括手拔、铲锄、中耕松土灭草、除草剂灭草等。其中化学除草剂灭草，省工省事效率高，除草剂的选择，需针对杂草的主要种类来选择。

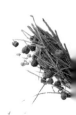

（3）施肥　土壤的生长发育需要氮、磷、钾及微量元素等，适当的施肥，对于麻黄的产量和质量影响较大，有研究表明：麻黄碱的含量随着所施肥料中氮含量的增加而增加，麻黄进入再生期（第一次刈割后），每年施肥一次，有助于麻黄产量的提高，因此，每年在麻黄的生长旺季，施氮肥一次，能增加麻黄的产量和质量。

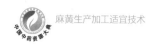

施肥的种类和施肥量栽培地土壤不同而有所差异，因此，应该在分析测定土壤养分含量的基础上；根据土壤肥力状况合理确定。施肥后一定及时灌水，避免烧苗。土壤以固定风沙土、半固定风沙土和栗钙土为主，肥力中等的科尔沁沙地，在6月下旬～7月上旬追施无机肥（二铵＋尿素1：1配法）一次，追施量337.5kg/hm²，采用沟施法，追施后及时灌水。

（五）病虫害防治

1. 麻黄虫害

目前麻黄田间常见的虫害有蚜虫和蛴螬等，对麻黄危害严重的是蚜虫。

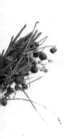

（1）蚜虫（*Aphis sp.*） 分无翅蚜和有翅蚜两种形态，每年的4～10月发生，一年可繁殖十余代，以卵在麻黄根茎越冬。当气温达17℃时蚜虫出现，6～7月中下旬，日平均气温达20℃以上时，虫口密度最大，9月中下旬以后随着气温降低，蚜虫逐渐减少。其成虫和若虫以刺吸式口器吸食幼枝汁液，危害麻黄嫩芽嫩梢，造成植株严重失水和营养不良，被害枝条呈斑状失绿或发黄，生长停滞倒伏，植株逐渐枯梢脱节，严重时使枝条反卷、萎缩、停止生长，甚至整株死亡，可使产量损失30%以上。

防治措施：①在早春3月中上旬和秋季10月中下旬，清理麻黄地周围的树枝、枯草、落叶，集中烧毁，消灭虫源，降低虫口密度。

②利用天敌昆虫，瓢虫、食蚜蝇等控制为害。

③在4～8月蚜虫发生高峰期，当虫口密度达到2000～3000头/百株时，选用低毒天然植物杀虫剂0.3%苦参碱水剂100倍液、10%吡虫啉［1-（6-氯吡啶-3-吡啶基甲基）-N-硝基亚咪唑烷-2-基胺］可湿性粉剂3000倍液或20%杀灭菊酯（α-氰基-间-苯氧基甲基-α-异丙基-对-氯乙酯苯酯）乳油600～1200倍，进行3～4次喷雾，防治效果达到95%以上，可有效杀灭蚜虫，并保护七星瓢虫、蚜茧蜂、草蛉、食蚜蝇等蚜虫天敌，抑制蚜虫的发生发展。

（2）蛴螬（金龟子）　危害最严重的有：东北大黑鳃金龟（*Holotrichia diompnalia*）、棕色鳃金龟（*H. titanis*）和黑绒鳃金龟（*Maladera orientalis*）。东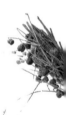北大黑鳃金龟和棕色鳃金龟两年一代，成虫和幼虫在土中越冬，5月上中旬幼虫上移表土为害，7～8月在深约30cm的土中化蛹，成虫羽化后即在原处越冬。越冬成虫在4月下旬出土活动，5～7月为活动盛期，6月上旬至7月下旬产卵。黑绒鳃金龟一年一代，以成虫和幼虫在土中越冬。4月中旬出蛰，5月上中旬为采食危害盛期，麻黄幼芽多被取食，5月下旬产卵，6月下旬出现初孵幼虫，8月中旬3龄幼虫入土化蛹或以幼虫越冬。化蛹的金龟子于9月下旬羽化为成虫在原处越冬。三种金龟成虫白天在土中潜伏，多在傍晚出土活动，有趋光性和假死性。

金龟子幼虫蛴螬多危害麻黄根部。移栽后头两年，麻黄根系常被咬断，造成整株枯死。3龄以上麻黄根被吃成环状伤口，深至木质部，或咬成片状伤口，

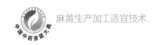

易引发枯萎病死亡。成虫危害麻黄幼芽，使受害植株难以抽出新枝，减产严重。特别是新开荒地金龟子虫口密度大，造成大片麻黄绝产。

防治措施：①新开荒地，在麻黄移栽前一年整地，以降低虫口密度。基肥必须用腐熟的厩肥。

②冬前将栽种地块深耕多耙，杀伤虫源、减少幼虫的越冬基数。当蛴螬在表土活动时，结合耕翻，拾虫捕杀。每亩用 50%辛硫磷乳油0.25kg与80%敌敌畏乳油 0.25kg 混合，或用 5%毒死蜱［O，O-二乙基-O-（3，5，6-三氯-2-吡啶基）硫代磷酸］颗粒剂，0.9kg拌细土30kg，均匀撒施田间后浇水，提高药效；或用3%辛硫磷颗粒剂 3～4kg混细沙土 10kg 制成药土，在播种时撒施。

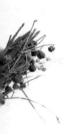

③成虫出土后，利用成虫趋光性进行灯光诱杀或采用菊酯类农药1500倍液喷洒。

（3）种子小蜂（*Eurytama sp.*）种子小蜂以幼虫蛀食麻黄种子，其虫食率为6%～60%。在麻黄采种基地生产的种子有虫种粒约占3%～12%，使种子质量下降，发芽率降低。该虫一年一代。成虫多见于5月下旬，在麻黄雌株球果内的种胚发育初期，成虫将卵产于胚珠。8月份种熟后，卵孵化幼虫在种子内取食胚和胚乳，老熟幼虫在种子内越冬。次年4～5月幼虫化蛹后迅速羽化为成虫咬破种皮钻出种子外交尾繁殖。

防治措施：①播种前应对种子进行盐水选种，把种子浸泡在20%的盐水中，选下沉的饱满种子用清水冲洗干净播种；或用50℃温水浸种30～40分钟，杀虫效果较好，而不影响种子发芽。

②从8月以后抓住越冬代成虫的羽化期，用80%敌敌畏1000～2000倍液在麻黄种植地面喷雾，效果较好。

（4）蝼蛄（*Gryilotalapa sp.*）　主要有华北蝼蛄（*Gryilotalapa unispina*）、非洲蝼蛄（*G. africana*），危害方式是咬断麻黄的根系或近地面的幼茎，造成缺苗断垄，还在土壤表层开掘纵横交错的隧道，使幼苗须根与土壤脱离，枯萎而死。

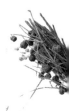

防治措施：①蝼蛄有喜欢潮湿的特性，幼苗出齐后要严格控制水分，减少蝼蛄危害。

②根据蝼蛄嗜好香甜和昼伏夜出的习性，一般采用毒饵诱杀。取20份用水浸软的炒米：1份白糖：1份甲基异柳磷，傍晚均匀地洒入麻黄地，防治效果较好。

2. 麻黄病害

（1）根腐病　主要发生在移栽2年以上的麻黄，而且随着种植年限增加，发病率增高。每年4月初至5月上旬是发病的主要时期，7月下旬至8月是第二个发病时期，但发病程度比4～5月要轻。发病植株地上部分症状表现为麻黄枝条颜色由绿色变为浅灰绿色，枝条逐步萎蔫，最后干枯死亡。上年发病严重的植

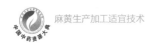

株枯死，来年不再萌发，发病较轻的植株在第二年返青初期会萌发新枝，但新病植株表现为枝条下部由顶部逐节向下干枯或整株颜色变为黄绿色，最后枝条全部干枯死亡。地下部根尖腐烂，根茎木质部颜色由白色变为浅黄褐色，韧皮部产生黏液，并逐渐与木质部分离，根部呈现水浸状，用手轻揉时表皮即脱落，最终根茎全部腐烂，地上植株干枯死亡。田间发病趋势主要表现为由病斑区中心向四周扩散。

致病因素主要有：第一，麻黄田土壤黏重，土壤含水率高，地下水位高，造成土壤通透性差，麻黄根系呼吸不良，致使病菌侵染；第二，在开沟施肥时拉伤麻黄根系或地下害虫咬伤根部，使病原菌从伤口侵染；第三，移栽苗木带有病菌，提供了侵染源。

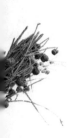

防治措施：①将麻黄田地下水位控制在3m以下，对少量发病严重的植株及时连根挖除，集中烧毁，并对病区按6ml/m²的标准喷施30%噁霉灵（3-羟基-5-甲基异噁唑）水剂800倍液、25%咪鲜胺［N-丙基-N-（2-（2,4,6-三氯苯氧基）乙基）-咪唑-1-甲酰胺］乳油500倍液、50%多菌灵可湿性粉剂500倍液进行土壤灭菌消毒。

②在4月上旬麻黄开始生长时，选用低毒杀菌剂95%绿亨1号（噁霉灵）3000～4000倍液灌根1次，间隔期7～10天再连续喷雾2次防治；也可采取25%咪鲜胺乳油500～1000倍或50%多菌灵可湿性粉剂500倍液灌根2次防治。

（2）根线虫病 发病的主要时期为春秋两季，多发生于移栽2年以上的麻黄，以中麻黄发病较为严重，草麻黄较少。发病症状主要表现为受害植株地上部分枝条半边生长正常，半边枯死，枯死部分第二年不萌发新枝；受侵入根组织内部的线虫刺激，致使根细胞不断分裂，从根茎基部逐渐膨大、畸形，在受害植株根茎上形成不规则根结。剖开根部可见内部组织坏死、朽烂，形成空腔，有瘤状畸形组织。由于麻黄的根组织受到破坏，影响根系的正常功能，造成主根系不能正常生长，根系较浅，植株生长矮小，受害植株开花较迟或不开花，枝条发黄脱落，甚至死亡。

线虫主要通过寄主植物、病组织和灌溉水源等途经传播、扩散。据观测在发生根线虫病区域内补栽的一年生麻黄多能正常生长，说明线虫在土壤中只能作短距离移动，因而侵染速度较慢。

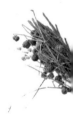

防治措施：①对少量受害严重的植株及时挖除烧毁，并控制灌水，以缩小虫源扩散范围。

②在3月下旬，选用低毒杀线虫剂50%棉隆（必速灭，四氢化–3，5–二甲基–2H–1，3，5–噻二嗪–2–硫酮）微粒剂按45kg/hm^{2}拌和150kg细土的标准，采取沟施药土，覆土耙平的方法防治线虫。

（3）麻黄枯萎病 多发生在2 ～4龄麻黄，多年生麻黄发生较少，特别是移栽后2～3年，第一次采收过后萌生的再生株感病死亡严重。病株经宁夏农林科学院和内蒙古农牧学院培养鉴定为枯萎病，病原是尖孢镰刀菌（*Fusarium oxysporum*）。一般在4月初麻黄返青时开始发病，7月底结束。病菌最初由根部伤口侵入，形成淡褐色水浸状不规则条斑，渐变为暗灰褐色，并扩展至根茎部及整个根系。病部深达木质部，使表皮与形成层分离腐烂，木质部变黑，当地面湿度大时，肉眼可见有白色、边缘清晰的棉絮状物，后渐变为淡红色，最后呈淡黄色。地上部分表现为：初期株丛部分或全体生长衰弱；后期茎枝随根部病势发展而停止生长，逐渐萎蔫，以至整株干枯。

致病因素主要有：第一，采割时砍伤或拉伤根系，镰刀菌侵入伤口发病；第二，不合理的灌水，主要是麻黄采后萌芽前灌水（冬季封冻水，早春解冻水），使割口周围湿度大，镰刀菌大量繁殖并侵入感病；第三，地下害虫咬伤根部后，镰刀菌从伤口侵入致病；第四，盐碱地和黏重地块，麻黄易受冻拔害，使根系拉伤，镰刀菌易从伤口侵入致病。

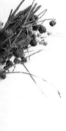

防治措施：①尽量不选用黏重土质的地块栽植麻黄，种植时要增施腐熟有机肥，改善土壤水肥气热状况。

②在移栽3年以上开始采收，使麻黄具有发达的根系，降低采割时拉伤根系的几率，同时选择锋利的采割工具，避免根系被砍伤或拉伤。

③合理灌水，特别是封冻水要安排在采收之前，在麻黄再生萌枝后灌解冻水。

④防治地下害虫，减少根系受伤。

⑤在麻黄感病初期用500倍敌克松（对二甲基氨基苯重氮磺酸钠）、750倍杀毒矾M8或杜邦克露等杀菌剂泼浇病株。

⑥感病死亡的植株全部拔除，集中烧毁。

三、采收与产地加工技术

（一）种子的采收加工与贮藏

1. 种子的采收加工

（1）采收期　采收期对种子饱满度、发芽率、发芽势影响显著。在毛乌素麻黄产区，种子成熟期在7月30日左右。越是提前采收，种子饱满度越低。7月30日之后，饱满度趋于稳定，而采集种子的发芽率却在7月30日左右达到峰值，30日以后发芽率有所降低，因此，适宜采种期为7月下旬和8月上旬。各地区应该根据实际情况确定采收期。

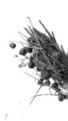

（2）采收方法　选择多年生健壮植株作母株，人工方法采摘。当果皮开始泛白、果内种子呈紫褐色，表面有光泽时即可采收。采种时采摘下来的果实，外壳被一层红色肉质果皮，带苞种子在常温条件能迅速丧失种子发芽能力，在生产上应禁用。因此，果实采摘后要尽快脱粒，使果皮种子分开，可采取以下两种方法。

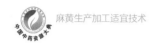

①水浸法：果实采收后直接放到清水中浸泡，待果实发时，用手搓或用带齿的棒子搅拌，即可把果皮除掉。然后，用筛子过滤，清除杂质，得到的干净种子晒干保存。

②机械粉碎法：麻黄种子外果皮含糖量较高，不易晒干，晒干后又很难脱皮。目前采用小型磨浆机或稻米脱粒机破碎，得到的种子发芽率和发芽势比手工处理仅降低2.6%和0.26%。此法种皮脱得干净，比手工提高工作效率3倍，还可以把果实中混入的枝条粉碎，既经济又方便，保证了种子的完整性。

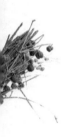

2. 净种、干燥与贮藏

水洗净种可去除种皮表层吸附的糖分，如不去除或去糖未净，种子表面极易滋生大量霉菌引起种子发霉发热，降低发芽率，还可将霉菌带入土中引起幼苗立枯病，降低成苗率。多次水洗还能显著提高种子的发芽率和发芽势。

净种后尽快晒干，使其含水率下降到7%～8%，以免因潮湿而发芽或霉变。有条件时可在5℃以下进行低温贮藏。常温贮藏要低于20℃，保持室内通风干燥。

（二）药材的采收加工与贮藏

1. 采收

根据麻黄中麻黄碱积累动态规律，麻黄应在播种后的第三年采收，以后隔年采收1次为宜。采收时间应在植物停止生长，进入休眠期时进行，此时不但麻黄碱含量稳定，而且能获得较高的地上生物量，麻黄的再生也不受影响。

采收方式以人工用镰刀采割最好，留茬高度为3～5cm，即要保留根茎芦头。由于草麻黄的产地东西跨度很大，采收时间应根据各地气候条件而定：在吉林西部地区采收时间10月下旬～11月中旬采收；在通辽地区为10月中旬以后；到了毛乌素沙地，采收期为9～10月；新疆地区的采收一般在8～9月。

2. 产地加工

收割的麻黄枝条除去杂质和尘土后，可放在阳光下晒干或阴干。如果露天干燥，一定要遮盖或覆盖，避免日光直晒。若经日光照射或曝晒过久的麻黄颜色变为黄白，导致品质不佳，影响药效。

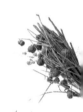

3. 药材质量标准

麻黄规格标准为统货。以干货、茎枝粗壮、圆条形、淡绿色、髓部充实、折断面有黄粉、味苦涩、不霉、不烂者佳。

4. 包装与运输

（1）包装　将干燥的药材理顺，用麻绳捆紧，用芦席或麻袋打捆。包装成5kg、10kg和20kg重量的单包保存。也可利用打包机压紧，贮藏在密闭的防潮塑料袋中，然后装入纸箱或木箱。包装器材应是新的、无污染且不易破损的。包装时必须用标签注明药材品名、规格、产地、采收日期、生产单位，并附有质量合格的标志。

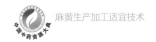

（2）贮藏　于通风、避光的干燥处贮藏，并保持环境卫生整洁。防止受潮是防霉、防变色的重要一环。贮藏期间定期检查，如发现有发霉现象，要及时拆包摊晾，切勿放在日光下曝晒，曝晒会使麻黄褪色，降低质量。要本着"先进先出"的原则管理，避免麻黄贮藏的太久，使药效降低。

（3）运输　运输的交通工具应清洁、卫生、干燥、无异味；运输时必须防雨、防潮、防曝晒、防重物挤压；严禁与有毒、易污染物品混装、混运。

四、种植技术的现代研究

（一）组织培养研究

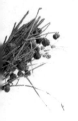

张红梅以草麻黄的子叶为材料，采用组织培养的方法进行了愈伤组织诱导、愈伤组织分化和不定芽生根研究，以建立草麻黄植株再生体系。研究结果显示：MS+2,4-D 2.0mg/L+6-BA 1.0mg/L为诱导子叶形成具有分化能力愈伤组织的理想培养基；MS+2,4-D 1.5mg/L+6-BA 1.5mg/L是愈伤组织的最佳继代培养基；MS+IAA 0.2mg/L+TDZ 2.0mg/L是愈伤组织不定芽分化的最佳培养基，分化率为75%，且分化不定芽的长势好。该培养基上分化培养的愈伤组织，培养30天时50%均分化出不定芽，30天后分化培养的不定芽可成丛生状。将不定芽从基部切下，接种到相同的培养基上，进行不定芽的分化继代培养，经过3次重复实验，每次继代3代的结果表明，不定芽继代培养的周期为30～35

天，每个培养周期每个不定芽平均可分化出3.6个长势较旺盛的不定芽。在MS+2,4-D 1.0mg/L培养基中有不定芽生根形成了试管苗，但生根率很低，而且长势不好，无法进行试管苗的移栽。

李瑛等选用木贼麻黄无菌苗的子叶切段在M4（MS+2,4-D 1.5mg/L+KT 0.5mg/L）上脱分化效果好，愈伤组织白色透明，生长快。选用中麻黄自然生长的枝条段为材料，经过多种处理发现，以20ppm NAA溶液浸泡枝条6小时，扦插入粗沙中对生根有利，埋入沙中的结节处膨大，呈浅黄色。同时，灭菌麻黄枝条段在Ⅱ号培养基（1/2MS+KT 0.1mg/L+NAA 3.0mg/L）中生长良好，末端膨大，接触培养基的枝条韧皮部产生较多的愈伤组织。

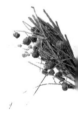

卢平等研究了内蒙古两种药用麻黄（草麻黄和中麻黄）在不同植物激素配比的MS培养基中诱导出的愈伤组织的形态和生长特性，计算了草麻黄和中麻黄愈伤组织的相对生长速率，测定了愈伤组织中麻黄碱的含量，结果显示：培养基激素条件为KT 0.2mg/L+2,4-D 1.1mg/L时，草麻黄单位外植体愈伤组织鲜重增长量最大为0.3448；培养基激素条件为KT 0.1mg/L+2,4-D 1.1mg/L时，中麻黄愈伤组织鲜重增长量最大为0.08412。麻黄生物碱的含量随着激素浓度、愈伤组织继代次数的变化而变化。在不同的样品中，有的含麻黄碱，有的含伪麻黄碱，有的两者皆有。对于不同的植物生长激素而言，随激动素KT浓度的增加（0.1～0.4mg/L）愈伤组织的松软程度增加，若培养基中加入维生素C，可

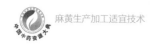

以抑制或延迟愈伤组织的褐变，也可以改变培养物中麻黄生物碱的含量。

（二）细胞悬浮培养

曹有龙等用中麻黄幼苗的3种外植体进行了离体培养，不同外植体诱导愈伤组织的结果表明：愈伤组织的诱导最佳培养基为MS+2mg/L 2,4-D+1mg/L 6-BA；最佳外植体为下胚轴；继代培养培养基为2,4-D（0.2～0.5mg/L）和6-BA（0.2mg/L），在培养初期，愈伤组织块周围出现褐化现象，随后在愈伤组织周围出现新的分裂细胞团，每21天转移1次，2～3次后，愈伤组织褐化现象消失、生长快且颗粒小分散性能好，可进行悬浮培养。第1代与第2代的悬浮细胞，开始启动分裂时间约需6天，一个周期后细胞生长量小，仅为4.10g；从第3代开始，悬浮培养细胞开始启动，分裂时间缩短，只有3天，速度快，生长量大，7天后，每瓶细胞鲜重可达12.6g，相当于第2次的3倍。连续继代培养2代，从第4代开始，以后每代的生长量与第3代情况相似，说明悬浮系比较稳定，而且从第3代开始呈现如下规律：0～3天，为细胞延迟期；3～8天内为细胞快速生长期；8～10天时达到最大，可维持4天，然后迅速下降，因此细胞悬浮培养不应超过10天。经过乙醚抽提、液相色谱分析，愈伤组织、悬浮培养物和培养液中都含有麻黄碱，悬浮培养液的麻黄碱含量最高，为0.0740%。这可为进行大规模工厂化生产提取麻黄碱提供基础数据。

张红梅等以草麻黄愈伤组织为研究对象，在不同的悬浮培养条件下，采用

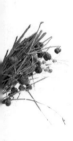

乙醚抽提法提取麻黄碱，用紫外分光光度计测定悬浮培养物中的麻黄碱含量，分别试验水解酪蛋白（CH）浓度、基本培养基、取材时间、摇床转速对麻黄碱含量的影响，得到适宜草麻黄愈伤组织麻黄碱生成的条件为：以MS为基本培养基，以继代培养25天的愈伤组织为材料，添加300.0mg/L的CH，在转速110r/min的摇床上悬浮培养。该研究成果为麻黄碱的植物细胞体外工厂化生产奠定基础。在研究中发现CH的加入有利于麻黄碱的生成，但添加的浓度不宜太高，浓度过高反而不利于愈伤组织增殖及麻黄碱的产生。愈伤组织悬浮培养过程中，不同的基本培养基由于所含营养成分不同，影响愈伤组织的生长，继而间接影响药用成分的合成；愈伤组织种龄、摇床转速对麻黄碱的生成也有一定影响。

五、炮制技术

自汉代以来，麻黄的入药就分为生用和炮制后使用，其炮制方法各个朝代也有差异，有水煮、炒制、沸水泡、酒炙、姜炙、醋炙、蜜炙等。《中华人民共和国药典》（2015年版）中收载的麻黄需在净制时除去木质茎、残根及杂质，切成段生用；或蜜炙用，作为炮炙主要方法。

历代医家认为麻黄（茎）发汗解表，平喘利水消肿，用于治疗风寒表实证；麻黄根、节则专功收敛止汗，为治自汗、盗汗之良药。现代认为麻黄入

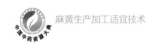

药，根、茎功能各别，古今认识基本是一致的，然在去节、除沫问题上，古今看法不尽相同。

（一）现代常用炮制方法

1. 生麻黄

选取原药材，去除木质茎、残根及杂质，抖净灰屑，切段。

2. 麻黄绒

取麻黄段，碾绒，筛去粉末。

3. 蜜麻黄

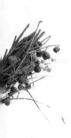

取熟蜜，加开水稀释，淋入麻黄段中拌匀，闷润后，置炒制容器内，用文火加热，炒至颜色加深，并且不粘手后，取出，晾凉。每100kg麻黄段，用熟蜜20kg。本品形如麻黄段。表面深黄色，微有光泽，略具黏性。有蜜香气，味甜。

4. 炙麻黄绒

取熟蜜，加开水稀释，淋入麻黄绒内拌匀，闷润后，置炒制容器内，用文火加热，炒至深黄色、不粘手时，取出，晾凉。每100kg麻黄段，用熟蜜25kg。

5. 炒麻黄

在炒制容器内放入生麻黄，选择适宜的温度，炒10分钟左右，待其颜色加深，并伴有一定的香气后，取出，晾凉。

麻黄生品发汗解表，利水消肿能力强，蜜麻黄较生品温润，发汗作用缓和，以宣肺平喘力胜。麻黄绒和蜜麻黄绒虽用法同麻黄和蜜麻黄，但作用均较缓和，适用于老人、幼儿及体虚患者。酒炙、姜炙、醋炙的作用机制尚不明确，故现在应用极少。

（二）炮制现代研究

1. 药理学研究

钟凌云等分析不同炮制法对麻黄药效的影响，结果表明生麻黄的发汗作用最强，其中有效成分为挥发油与醇溶性成分；蜜炙麻黄平喘功效最强，平喘的主要有效成分是生物碱和挥发油。炮制对发汗作用的影响主要在于挥发油类的变化，对平喘作用的影响主要在于生物碱和挥发油的变化。不同炮制方法对麻黄药效有一定影响，为临床应用提供了可靠的理论依据。

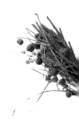

2. 化学成分研究

杨培民等研究表明，麻黄经制绒后，具有发汗作用的挥发油类成分损失20.6%，生物碱类成分下降高达60.2%，药力较之麻黄段大为缓和，临床常用于体虚患者。

陈康等用气质联用方法分析了蜜炙前后化学成分的变化情况。结果表明蜜炙后挥发性成分变化较大，其中异桉叶素、对-聚伞花素、D-柠檬烯、桉叶素等含量显著升高，苯甲醛、四甲基吡嗪、对乙烯基茴香醚等含量均降低；总生物碱含量则均表现为减少。麻黄蜜炙后辛散发汗力减弱，润肺平喘作用增强，

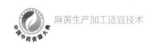

可能与总碱含量减少及挥发油特征变化有关。采用HPLC-可变双波长法同时测定麻黄（草麻黄）及其不同炮制品蜜麻黄、麻黄绒、炒麻黄中盐酸麻黄碱、盐酸伪麻黄碱、盐酸甲基麻黄碱和川芎嗪的含量。麻黄经炮制后，4种化合物含量均发生了不同程度的改变。麻黄绒中麻黄碱和伪麻黄碱的含量降低，甲基麻黄碱和川芎嗪的含量大幅增高的原因是：麻黄所含麻黄碱和伪麻黄碱主要在其茎髓中，挥发油则主要在其茎秆的皮部。捣绒时将麻黄推碾成绒絮状，髓部游离粉末脱落，使麻黄碱和伪麻黄碱的含量减少。麻黄经蜜炙后4个化合物的含量均降低。炒麻黄中除了伪麻黄碱含量降低外，其他化合物的含量略有提高。原因可能是在炒制过程中水分和易挥发物质先挥发，使麻黄碱等成分含量相对提高；也有可能伪麻黄碱能形成分子内氢键，其挥发性可能比麻黄碱稍强，所以使其含量减低，具体机制还有待进一步考证。可见炮制方法对麻黄化学成分的含量影响较大，导致炮制品药效也有一定差异。

利用超高效液相色谱-四极杆飞行时间质谱（UPLC-Q-TOF MSE）技术采集麻黄和其不同炮制品的复杂化学成分数据，通过对比分析，探究蜜炙、醋制、酒制、炒炭4种炮制过程中麻黄非挥发性化学成分的变化。结果显示，与生品麻黄相比，炮制品中共有4类主要成分：生物碱、黄酮、烯烃和有机酸以及21种非挥发性化学成分发生变化。其中，生物碱类成分均有所下降，以酒制和炒炭炮制品下降最多；黄酮、烯烃和有机酸类成分经蜜炙后含量上升，而在其他炮制品中含量下降。麻黄及其炮制品物质基础复杂，药效是多类成分共同作用的结果，不同炮制过程会使麻黄的化学成分发生明显变化，炮制品功效可能会随之改变，该方法可为麻黄炮制的现代化研究提供物质基础，也可为临床区别用药提供借鉴。

3. 炮制工艺研究

蜜炙是麻黄现代最为常用的炮制方法，蜜麻黄性温偏润，辛散发汗作用缓和，以宣肺平喘力胜。钟凌云利用多指标正交试验法对麻黄的蜜炙工艺进行了探讨，分别以麻黄中所含主要成分盐酸麻黄碱含量、对豚鼠平喘潜伏期的影响以及外观性状为评价指标，优选确定麻黄蜜炙最佳炮制工艺。结果表明，炼蜜加入量、炮制温度和炒制时间对实验结果均有显著性影响，蜜炙麻黄的最佳工艺为每100kg麻黄，用炼蜜20kg，在110℃炒制10分钟。陈康使用均匀设计法，以盐酸麻黄碱含量作为评价标准，对麻黄的蜜炙工艺进行优选，确定了最佳炮制工艺：加炼蜜量为10%、润蜜时间0.5小时、炒制温度90℃±5℃、炒制时间11分钟，麻黄总生物碱含量理论预测值为1.849%，5个批次的验证试验结果为：1.89%、1.82%、1.84%、1.86%、1.85%。

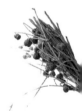

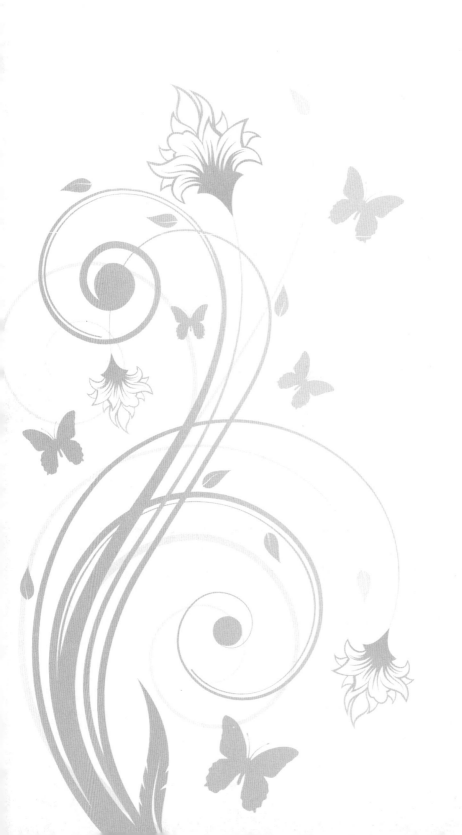

第4章

麻黄特色适宜技术

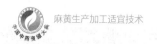
一、内蒙古科尔沁沙地草麻黄人工栽培技术（旱作栽培技术）

科尔沁沙地和燕山北部丘陵地区是草麻黄的最适种植区。该区主要气候特点是：热量、光照充足，生长期长，降水量较多。≥10℃积温为2600～3200℃，年降水量为350～400mm，且70%以上的降水集中在6、7、8三个月。无霜期为140～170天。土壤以固定风沙土、半固定风沙土和栗钙土为主，肥力中等。地表水和地下水丰富，是内蒙古沙地、沙漠和坡梁中条件最为优越的地区。该区域的麻黄草植株高，麻黄碱含量高，品质优。

以下规程适用于科尔沁沙地麻黄人工栽培以及我国北方国有农牧场和农牧民进行麻黄育苗及沙地人工栽培麻黄时使用。

（一）育苗

1. 育苗地选择

育苗地要选择地势较高、平坦、水源充足，排灌良好，便于管理的地方。土壤以疏透结构的砂壤土为好，地下水深3m左右。要避开低洼易涝，盐碱含量高的地块。

2. 整地做床

（1）翻地　在播种的前一年秋季结冻前深翻25～30cm。

（2）施肥　一般施入草碳60m³/hm²，腐熟农家肥30m³/hm²，铺撒均匀，与

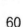

土壤充分混合。

（3）做床 做土床，苗床规格为床面高15cm，宽100cm，长度依地而定，一般10m左右，床与床间留步道宽30cm。床做好后平整，灌足底水以备播种。

3. 种子处理

种子处理在播种前10天进行。处理前要进行种子筛选，选用前一年采集的新种，去除杂质、秕粒。一般种子千粒重7.5～8g，纯度90%，发芽率80%，播种量为75kg/hm²。先用0.3%的高锰酸钾溶液浸种10分钟。再用0.5%的食用白糖液浸种24小时，捞出，混沙催芽，沙与种子混合比为2∶1，在18℃下催芽2～3天，有1/3种子发芽即可播种。

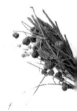

4. 播种

播种宜在5月上、中旬进行，当土壤10cm深、温度近10℃以上时即可播种。采用横向条播，行距10cm，播幅4～5cm。用手镐开沟深2～3cm，种子撒播均匀，覆土厚1cm，踏实、灌水。保持床面湿润，播后4～6天幼苗出土，8～10天出齐。

5. 苗期管理

（1）灌水 从幼苗出土到长至2～3cm期间，灌水以少量多次，保持床面湿润为原则，以喷灌为主。当苗长至3cm后，可放大水灌透。6月中旬进入雨季，可视降雨多少做补充浇水。同时搞好排涝工作。8月控制浇水，蹲苗，10月中

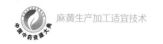

下旬上好防冻水。

（2）施肥　除在播种前施好基肥外，在苗木速生期（6～7月）隔15～20天追施氮肥一次，施肥量为120～150kg/hm²，追肥后及时浇水，8月中下旬停止追肥。

（3）除草、松土　除草以"除早、除小、除了"为原则。结合松土保墒及时清除杂草。一般年度进行6～7次，即从出齐苗5～6天后（5月末）开始第一次除草，以后每隔10天左右清除一次，7月中旬以后减少次数至9月初。

（4）病虫害防治　播种后到幼苗期要做好蝼蛄的防治，将糠麸或谷籽炒香后拌上甲胺磷，傍晚撒在床面和步道上，效果较好。蚜虫危害一般发生在7月中旬，发生时可用40%乐果乳油300倍液喷杀，一次见效。

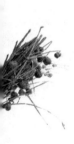

（5）苗木越冬　露天越冬即可，但在10月中下旬封冻前要灌足防冻水，同时采取管护措施防止牲畜危害。

6. 苗木出圃

第2年早春苗木出圃前（一般3月下旬）浇足化冻水，可使育苗地提前解冻，并补充苗木体内水分，利于栽后成活。起苗挖深在25～30cm，保证苗木根系完好，随起苗随假植，避免根系长时间外露。苗木打包外运前要做好苗木分级，沾好泥浆。一级苗标准为：苗高25cm以上，根系完整，长25～30cm，并有2～4分枝根；二级苗高20～24cm，根系完整，长25～30cm，有2分枝根以上。苗木产量一般在187.5万～262.5万株/hm^2。

（二）人工栽植

1．水浇地栽植

（1）栽培地选择　选择地势平坦的砂地或砂壤土地，要求水源充足，便于管理、交通方便。

（2）整地　秋翻春耙，细致整地，翻深25cm，整平达到水流畅通。一般半亩为一畦、打井配套，做排灌工程。

（3）施底肥　底肥施入可同平耙同步进行，将腐熟倒碎的农家肥均撒在秋翻的地面上，施肥量30 000kg/hm^2。

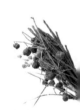

（4）灌足底水　春季栽培前，将做好的畦田灌足底水备用。

（5）栽植　采用大垄双行栽植，垄距60cm，行距12cm，株距30cm，定植株数111 000株/hm^2。栽植苗木用1～2年生1级或2级苗。4月中下旬采用缝隙靠壁栽植法（同针叶树造林），栽植深度30cm左右，栽后及时灌水。

（6）田间管理

①浇水：麻黄属旱生植物，补水不宜过多。春季4月下旬、5月上旬必浇一次透水，进入雨季视降雨多少适量补充水分。封冻前应灌足防冻水，以防生理干旱。

②施肥：在6月下旬～7月上旬追施无机肥（二铵+尿素1∶1配法）一次，

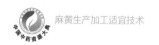

追施量337.5kg/hm²，采用沟施法，追施后及时灌水。

③除草：松土除草应结合进行，每年在6～8月至少一次。除草以清除大草为主，以减少对水肥消耗的竞争。

（7）病虫害防治　正常年份很少发生病虫害，如遇高温湿润天气，多发生蚜虫危害，一般采用40%乐果乳剂500倍液喷施。休眠期防止牲畜破坏。

（8）采收　一般在第二年秋季冻水前即可采割，采割部位在根茎上5cm处。过低则影响第二年产量。

2. 旱地栽植

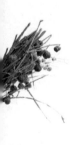

（1）立地条件　缺少水源补给的固定、半固定沙地。

（2）整地　采取局部整地方法、带状整地带距以10～15m为宜，不规则整地面积比例应在50%以内，并且应均匀分布。翻耕深度25cm，时间为前一年秋季。

（3）栽植　栽植密度、方法、苗木选用同水浇地栽植，栽植时间：如雨水条件好，有防风措施可在晚春栽植，否则在6月中下旬雨季栽植。栽植时去掉干沙层。以防干沙进入栽植穴。

（4）管护　每年松土除草1～2次，重点清除有竞争能力的大草，注重防止沙埋、沙剥与牲畜危害。

（5）采割　第三年秋季可采割，方法同上。

二、盐碱地麻黄栽培技术

在小泉子盐碱地推广种植1.5hm²，生长良好。经测定中麻黄的鲜重达22.01t/hm²。草麻黄在盐碱地种植，效益比中麻黄稍差，收益也较好。适宜的盐碱土壤，可以提高麻黄碱含量。

1. 产区自然条件

试验区位于河西走廊中部、临泽小泉子滩盐渍化沙地，属冲积洪积扇缘的潜水溢出带，土壤为灰棕漠土，盐化普遍，土壤含盐量在0～120cm深度为30%～0.1%；盐分类型为硫酸盐、氯化物；地下水位1.4～2.5m，常处于地下水临界深度线上。土壤盐分年动态变化规律为4月中旬盐分上升，5月有一个小的回落，夏季盐分下沉，8月达到最低，10月盐分上升达到最高。

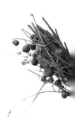

2. 选地整地

平整土地并镇压。

3. 播种

适宜种草麻黄和中麻黄。播种时间为4月中下旬～5月上中旬。临泽小泉子盐碱地种植最佳时间为4月下旬。按行距30cm开沟，沟深1～2cm，沟内以20cm株距点播麻黄种子3～7粒，然后覆沙0.5～1.5cm。播种后在行中间再开沟，施磷二铵600kg/hm²，点播后随即灌足水，待地表稍干再灌二水，10～20天苗

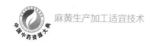

出齐。

4. 田间管理

（1）抚育管理　灌水后稍干进行地面松土，保持地表疏松，减少土壤水分蒸发，降低土壤盐分表聚。

（2）除草　盐碱地水分充足，杂草丛生，特别是耐盐赖草（*Leymus secalinus*）无处不在，麻黄种植出苗后除草就成了保苗的关键，采用化学除草剂草甘膦除草，方法是在5月下旬～7月间，当赖草生长出地表15～25cm时，靠地面剪掉，茬口上用毛笔涂上草甘膦，除草效果很好，特别在6月份天气晴朗时涂药，能使全部赖草根系变黑腐烂。

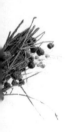

（3）浇水　麻黄出苗后，全年灌水3～5次，以后各年灌水3～4次即可。

（4）施肥　春季当麻黄刚长出新枝时施入磷二铵和尿素375kg/hm²，促其生长。

5. 病虫害防治

（1）蚜虫　易寄生在麻黄的幼枝上。麻黄每年有两次生长期，春季4～5月和秋季9～10月，因此，防治蚜虫应在这2个时期进行。一般喷施10 000倍液菊马乳油效果良好。

（2）麻黄种子小蜂　麻黄种子的虫害以麻黄种子小蜂为主，各种麻黄种子小蜂均以幼虫蛀食麻黄种子，其虫食率为6%～60%，根据其生活习性进行防治，播种前应对种子进行盐水选种，把种子浸泡在20%的盐水中，选下沉的饱满种子用清水冲洗干净播种；或用50℃温水浸种30～40分钟，杀虫效果较好，而不影响种子发芽。从8月以后抓住越冬代成虫的羽化期，用80%敌敌畏1000～2000倍液在麻黄种植地面喷雾，效果较好。

6. 采收期

实生苗生长3年的9～11月为宜，以后隔年采收。

三、甘肃麻黄地膜覆盖育苗栽培技术

甘肃人工繁殖麻黄目前主要有两种方法，分别是种子繁殖和分株繁殖。一般多采用种子繁殖，育苗移栽方式种植。栽培种类有草麻黄和中麻黄，以草麻黄为主。

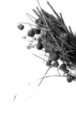

（一）育苗

1. 育苗地选择

选在排灌方便、地势平坦、便于管理的地方，土壤质地以砂壤土最好。不宜选在排水不良的低洼地或重盐碱地。

2. 整地

细致整地，将土壤翻耕25～30cm，每亩同时施农家肥1500kg以上，并使之与土壤混合均匀。地块要平，土块要耙碎，捡尽石块草根，入冬前灌冬水；也

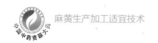

可于当年春季播种前作畦灌水，待地稍干后即可播种。

3. 种子处理

麻黄种子纯净度低（仅10%～30%），播种前要认真处理。播种前先用清水筛选种子，去掉各种杂质，将漂浮在水面上的空壳虫蛀和发育不良的种子去掉，可保证麻黄发芽整齐，密度均匀，提高苗木质量。水选后，将种子用50mg/L的ABT3号生根粉液浸泡5小时，捞出后用50℃温水催芽48小时，然后播种。

4. 播种

在4月下旬到5月上旬，气温在16℃以上时进行条播，育苗播种深度0.5～1.5cm，播种量10kg/亩。具体操作：先开沟，沟深5cm，将种子与适量细沙混合均匀，在沟内撒播并覆土1cm后盖上地膜。待幼苗出土后3～5天，再揭去地膜，可避免烧苗现象。

5. 苗期管理

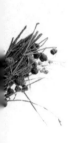

一般苗期无需间苗。苗期应适时浇水，促使苗木健壮生长。在出苗期和幼苗期，苗木对水分需求不多，但比较敏感，要少量多次浇水。6～7月速生期，需水量增加应及时灌水。灌水时间最好在早晨或傍晚，尽量不要在中午时浇水。早霜前6～8周停止灌水，以提高苗木越冬抗性，同时要注意防治病虫害。草麻黄一年生苗高10～15cm，无论苗木生长大小，都可出圃，并能获得较高的栽植成活率（95%以上）。

6. 苗木出圃

草麻黄一年生幼苗即可出圃栽植，但大田栽植最好用二年生苗。苗木出土时，必须保持根系完整（全根长15cm以上，侧根完整不失水），否则影响成活。出圃时间冬春均可。如无鼠兔危害，可在春季边起苗、边栽植，栽植后及时浇水，成活率可达90%以上。若有鼠兔危害，可于秋季出圃假植，春季栽植为好。应用二年生苗栽植，如管理精细，当年即可获得高产。

（二）栽植

1. 栽培地选择

麻黄虽为旱生植物，对环境要求不严，但为了获得预期产量，栽培地仍需要求严格选择。高产田要求土质为砂壤土，肥力较好，土地平整，有一定的灌溉条件。在新垦沙荒地上仍需选用土地较平坦，沙丘起伏不大，能灌溉的地方。开发地段要规划种植防护林，设置防风沙障，注意不要有恶性杂草。

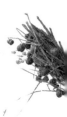

2. 苗木处理

二年生幼苗栽植前可用奥普尔500倍液浸根30分钟，然后栽植。此外，亦可用根宝20倍液、ABT3号生根粉50mg/L溶液处理30分钟后栽植。

3. 人工栽植

（1）栽植季节　一般以春季为好，具体为4月底5月初。

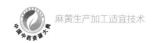

（2）栽植方法　麻黄移植主要采用植苗铲窄缝栽植法。移栽前先将移栽田底水灌足，移栽时当天起苗当天栽植，尽量不使种苗失水，栽植深度为埋深根茎约1～3cm踏实，浇水。一年生苗可一穴二株，二年生苗一般一穴一株栽植。

（3）栽植密度　集约化经营地块每亩定植10 000～12 000株，沙荒地上种植，为降低造林成本，初植密度可为6 000～8 000株，6年后可由麻黄根蘖形成较大密度。

（4）田间管理

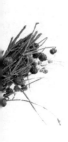

①浇水：定植后一个月内要保持土壤湿润，以后定期浇水，一般根据条件年需浇水4～5次，至少应浇水3次。掌握早春灌足解冻水，施肥后及时灌水，采割前必须灌水，封冻前浇好封冻水的原则。但麻黄采收田的封冻水要灌在采收前，解冻水可在第二年芽萌动生长以后。

②施肥：麻黄对肥料吸收量少，但很敏感。定植后适时施肥可有效提高麻黄产量。草麻黄移栽返青后（约40天），亩施尿素15kg，或用奥普尔100倍液叶面喷施，每亩使用量为250mg，可促进生根，增强苗木抗性。以后隔年秋季每亩施农家肥1500～2000kg，4月底5月初每亩施磷二按10～15kg，或者叶面喷施奥普尔100倍液1~2次，每次每亩250ml。

③除草：麻黄栽植地易生杂草，每次浇水或下雨后应及时松土除草，特别是对于土壤结构差、易于板结的地块更应注意。麻黄根系需氧性强，疏松的土

壤是麻黄生长的良好环境。松土除草每年2～4次。

4. 病虫害防治

（1）病害 主要有立枯病、猝倒病，为麻黄苗期易感染的病害。可用0.5%酸亚铁溶液喷洒土壤和叶面；半月一次，连续2～3次；也可用2.25g/m^{2}福美双处理土壤或多菌灵喷施。

（2）虫害 草麻黄主要虫害是蚜虫，可用40%乐果乳油1500～2000倍液，或氧化乐果乳液3000倍液喷雾防治。

5. 分株繁殖

麻黄分株繁殖应用较少，麻黄田缺苗时可用此方法进行补苗。具体方法是：在5月上旬，将野生麻黄挖出，分成单株，修剪成高5～10cm，根长20～25cm的苗子，用50mg/L的1号ABT生根粉浸根半小时后栽植。栽植株行距为1m×1m，呈"品"字型。栽后覆土至根芽，踩实苗木周围的土壤，然后浇水。苗木移栽及时，成活率在80%左右。

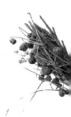

6. 采收

（1）采种 麻黄定植后三年开始开花结实，若连年采割则不结籽，隔年采割可以结籽。采种时期大体为每年8月，随时成熟随时采摘。采种时手法宜轻，不要损伤植株。种子采下后要及时脱去果肉，晒干后低温保存。种子含水量保持在8%左右。

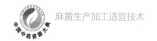

（2）采收药材　麻黄定植第二年秋季停止生长后地上部分即可采割。可以每隔二年或三年采割一次，视土壤肥力及管理强度而定。采割适期为秋末冬初，每年10月下旬到11月中旬，这时地上部茎枝麻黄碱含量处于高峰期。注意采割时要在地面上保留3～5cm高的茬，以利来年发芽生长。采割用的刀要锋利，采割后可结合施肥，适时浇水，以使其根头不断壮大，逐年增加产量。

四、宁夏灵武改造老果园栽培麻黄技术

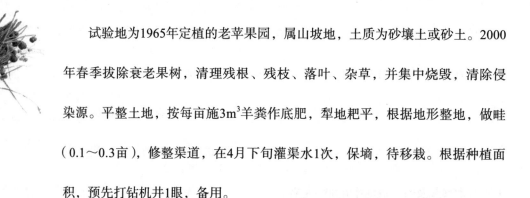

试验地为1965年定植的老苹果园，属山坡地，土质为砂壤土或砂土。2000年春季拔除衰老果树，清理残根、残枝、落叶、杂草，并集中烧毁，清除侵染源。平整土地，按每亩施3m³羊粪作底肥，犁地耙平，根据地形整地，做畦（0.1～0.3亩），修整渠道，在4月下旬灌渠水1次，保墒，待移栽。根据种植面积，预先打钻机井1眼，备用。

（一）育苗

1. 苗床准备

修整苗床，保持平坦，并施足底肥（以羊粪为主），再用每亩2kg"1605"可湿性粉剂拌土撒施，消灭地下害虫，灌井水1遍，保持苗床土壤墒情。

2. 种子处理及播种

将优质草麻黄种子用温水浸泡一昼夜，滤出后，用清水淘洗，晾干后拌0.3%甲霜灵［D，L–*N*–（2，6–二甲基苯基）–*N*–（2–甲氧基乙酰）丙氨酸甲酯］杀菌。播种量约为每亩10kg，播种深度1～2cm。

3. 苗期管理

播种后，约7～10天陆续出土，根据土壤墒情及时喷水或洒水，防止幼苗受旱死亡，及时用人工方法破除板结，在幼苗长至8～10cm时，结合灌水施入少量尿素或磷酸二氢钾（KH_2PO_4），及时采用人工拔除杂草，注意不要伤苗、提苗，及时防治地下害虫和蚜虫。

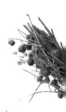

（二）移栽

幼苗生长一年后的4月下旬移栽，移栽时选用大苗、壮苗，不用小苗、弱苗，修剪根系，保持根系长20cm左右，捆扎整齐，用"申丰"高效生物肥蘸根（每亩用1.5～2kg与细土、水按1∶2∶5的比例调成糊状），边蘸根边定植，移栽前，按每亩5.0～7.5kg在沟（坑）内施入磷酸二铵，每坑栽植2～3株，株距15～20cm，行距30～40cm，每亩15 000株左右。

（三）田间管理及措施

1. 灌水

栽一块，灌一块，根据土壤墒情和降雨量来调整灌水量和次数，防止幼

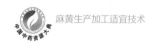

苗受旱死亡，除冬灌用渠水外最好用井水（渠水混浊，易压苗，草籽多）。第一年移栽幼苗需灌水6～7遍，全力保苗。第二年之后，可减少至4～5次或3～4次。麻黄是旱生植物，灌水过量会发生地下根茎腐烂，致使麻黄死亡。

2. 除草

消除定植第一年内田间杂草，须用人工方法清除，不宜使用除草剂，但劳动强度大，费时费工，至少5～7遍，一遍紧跟一遍，注意不伤根，不提苗。第二年之后可用除草剂，如草甘膦、克芜踪、2,4-D丁酯等，对麻黄幼苗生长没有影响。结合中耕除草，幼苗间隙内或邻近杂草，须用手拔除，不能用锄，免伤根蘖苗。随着麻黄萌蘖增长，地面郁闭度增加，抑制杂草生长，除草量也相应逐年减小。

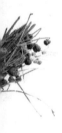

3. 施肥

结合灌水，用洒壶（或喷药机）沿苗行用"绿亨一号"60～100倍液灌根，可防治麻黄根茎腐烂。按每亩5kg追施尿素1～2次，追施1块，及时灌水1块，防止烧苗。

4. 查苗和补苗

为了保证全苗，提高土地的利用率和亩产量，及时查苗和补栽。

5. 病虫害防治

麻黄属于昆虫拒食植物，3年来未发现严重病虫危害。如要防治兔害，不能喷洒有毒药物，否则易残留到植物体中，影响药物的品质。

（四）采收

9～10月份为最佳采收期，用镰刀割取麻黄地上枝条，注意不伤根，不拉根。

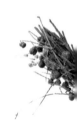

第5章

麻黄药材
质量评价

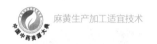

一、本草考证与道地沿革

（一）本草考证

麻黄始载于《神农本草经》，列为中品，谓其功能"发表出汗，止咳逆上气"，在使用上，陶弘景提出"先煮一二沸，去上沫，沫令人烦"。以上描述正与麻黄碱发汗、平喘、中枢兴奋及心血管作用相吻合，由此知古用麻黄即是含麻黄碱的麻黄属植物。

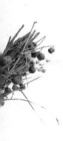

掌禹锡引段成式《酉阳杂俎》描述麻黄："茎端开花，花小而黄，丛生。子（果实）如覆盆子，可食。至冬枯死如草，及春却青。"麻黄种子呈浆果状，假花被发育成革质假种皮，包围种子，最外面为红色肉质苞片，多汁可食，俗称"麻黄果"，在常见麻黄属植物中，惟有草麻黄的雌球花单生枝顶，最与段成式说"茎端开花"相符，其余各种花皆生于节上。

苏颂在《图经本草》中说："生晋地及河东，今近京多有之，以荥阳、中牟者为胜。苗春生，至夏五月则长及一尺以来，梢上有黄花；结实如百合瓣而小，又似皂荚子，味甜，微有麻黄气，外红皮，里仁子黑；根紫赤色。俗说有雌雄二种：雌者于三月、四月（农历）内开花，六月内结子。雄者无花，不结子。至立秋后，收采其茎，阴干，令青。"根据上述《酉阳杂俎》和《图经本草》对于植物高度以及花、果的形色气味等描述，均与草麻黄一致。又根据本草所载麻黄的产地及生境，结合现今的调查，可见古时所用麻黄主要是草麻黄。

（二）道地沿革

麻黄属植物分布较广，除长江下游及珠江流域外，其他各地皆有分布，以西北各省及云南、四川种类较多。

《本经》《名医别录》谓"麻黄生晋地（山西境内）及河东（河北境内），立秋采茎，阴干令青。"《范子计然》云"出汉中三辅。"其地在山西、河北、河南、陕西一带。陶弘景云："今出青州（今山东益都），彭城（今江苏铜山）、荥阳（今河南荥阳一带）、中牟（今河南中牟、汤阴）者为胜，色青而多沫。蜀中亦有，不好，用之折除节，节止汗故也"。

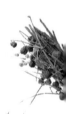

唐代《新修本草》云："郑州鹿台及关中沙苑河傍沙洲上太多，其青、徐者亦不复用，同州沙苑最多也"，可见初唐麻黄产地集中在河南、陕西两处。宋代则以河南开封府麻黄最为上品，《开宝本草》云："今用中牟者为胜，开封府岁贡焉。"《本草图经》谓："今近京（指开封）多有之，以荥阳、中牟者为胜。"《本草衍义》云："麻黄出郑州者佳。"明代《本草蒙筌》言："麻黄，青州、彭城俱生，荥阳、中牟独胜。"《本草品汇精要》载"茂州（四川茂汶）、同州（陕西大荔）、荥阳、中牟者为胜。"

据清代所修方志，产出麻黄的省份除河南外，尚有山东、陕西、云南、北

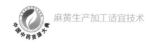

京、内蒙古。民国《伪药条辨》云"麻黄，始出晋地，今荥阳、汴州、彭城诸处皆有之。"曹炳章增订云"麻黄，九十月出新。山西大同府、代州、边城出者肥大，外青黄而内赤色为道地，太原陵县及五台山出者次之，陕西出者较细，四川滑州出者黄嫩，皆略次，山东、河南出者亦次。惟关东出者，细硬芦多不入药"。又据民国29年（1940）陕西西京市（西安市）国药商业同业公会《药材行规》之麻黄、麻黄根条产地项，皆言"西北各省，大同产佳。"至此，山西完全取代了河南的位置，成为麻黄道地产区，这基本与现代的情况一致。至于今天内蒙古麻黄产出，最早记载见于《钦定热河志》卷94引《元一统志》"（大宁路）大宁、惠和、武平、龙山四县，州、松州土产麻黄"。

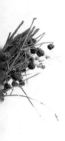

综上所述，不同时期本草著作所强调的道地产区颇有不同，南北朝至明代皆以河南开封、郑州间所出者为最优，清末民国开始逐渐以山西大同为道地，晚近则以内蒙古产出较多。

二、药典标准

（一）麻黄 Ephedra Herba

麻黄科植物草麻黄*Ephedra sinica* Stapf、中麻黄*Ephedra intermedia* Schrenk et C.A.Mey.或木贼麻黄*Ephedra equisetina* Bunge的干燥草质茎。秋季采割绿色的草质茎，晒干。

1. 性状

（1）草麻黄　呈细长圆柱形，少分枝，直径1～2mm。有的带少量棕色木质茎。表面淡绿色至黄绿色，有细纵脊线，触之微有粗糙感。节明显，节间长2～6cm。节上有膜质鳞叶，长3～4mm；裂片2（稀3），锐三角形，先端灰白色，反曲，基部联合成筒状，红棕色。体轻，质脆，易折断，断面略呈纤维性，周边绿黄色，髓部红棕色，近圆形。气微香，味涩、微苦（图5-1）。

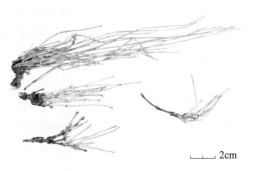

图5-1　草麻黄药材

（2）中麻黄　多分枝。直径1.5～3mm，有粗糙感。节上膜质鳞叶长2～3mm，裂片3（稀2），先端锐尖。断面髓部呈三角状圆形。

（3）木贼麻黄　较多分枝，直径1～1.5mm，无粗糙感。节间长1.5～3cm。膜质鳞叶长1～2mm；裂片2（稀3），上部为短三角形，灰白色，先端多不反曲，基部棕红色至棕黑色（图5-2）。

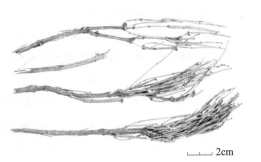

图5-2　木贼麻黄药材

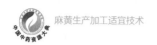

三种麻黄的性状鉴别特征比较如表5-1所示。

表5-1 三种麻黄的性状鉴别特征比较

性状特征	草麻黄	木贼麻黄	中麻黄
分枝情况	少分枝	较多分枝	多分枝
表面	略粗糙	光滑	粗糙
直径（mm）	1~2	1~1.5	1.5~3
节间长度（cm）	2~6	1.5~3	3~6
节部鳞叶裂片	2裂，稀3裂	2裂，稀3裂	多3裂，少2裂
叶基联合程度	1/4~1/2	1/2~2/3	1/2~2/3

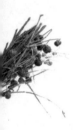

2. 鉴别

（1）显微鉴别（横切面） 三种麻黄的显微鉴别特征见表5-2。

①草麻黄：表皮细胞外被厚的角质层；脊线较密，有蜡质疣状突起，两脊线间有下陷气孔。下皮纤维束位于脊线处，壁厚，非木化。皮层较宽，纤维成束散在。中柱鞘纤维束新月形。维管束外韧型，8~10个。形成层环类圆形。木质部呈三角状。髓部薄壁细胞含棕色块；偶有环髓纤维。表皮细胞外壁、皮层薄壁细胞及纤维均有多数微小草酸钙砂晶或方晶。

②中麻黄：维管束12~15个。形成层环类三角形。环髓纤维成束或单个散在。

③木贼麻黄：维管束8~10个。形成层环类圆形。无环髓纤维。

表5-2 三种麻黄的显微鉴别特征比较

显微特征	草麻黄	中麻黄	木贼麻黄
脊线	16～24个	18～28个	13～14个
髓	类圆形	三角形	类圆形
形成层	类圆形	三角形	类圆形
维管束	8～10个	12～15个	8～10个
环髓纤维	偶有	有	无

（2）理化鉴别

①粉末0.2g，加水5ml与稀盐酸1～2滴，煮沸2～3分钟，滤过。滤液置分液漏斗中，加氨试液数滴使呈碱性，再加三氯甲烷5ml，振摇提取。分取三氯甲烷液，置二支试管中，一管加氨制氯化铜试液与二硫化碳各5滴，振摇，静置，三氯甲烷层显深黄色；另一管为空白，以三氯甲烷5滴代替二硫化碳 5 滴，振摇后三氯甲烷层无色或显微黄色。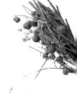

②薄层色谱鉴别：取本品粉末1g，加浓氨试液数滴，再加三氯甲烷10ml，加热回流1小时，滤过，滤液蒸干，残渣加甲醇2ml充分振摇，滤过，取滤液作为供试品溶液。另取盐酸麻黄碱对照品，加甲醇制成每1ml含1mg的溶液，作为对照品溶液。照薄层色谱法试验，吸取上述两种溶液各5μl，分别点于同一硅胶G薄层板上，以三氯甲烷-甲醇-浓氨试液（20：5：0.5）为展开剂，展开，取出，晾干，喷以茚三酮试液，在105℃加热至斑点显色清晰。供试品色谱中，

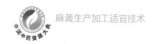

在与对照品色谱相应的位置上，显相同的红色斑点。

3. 检查

（1）杂质　不得过5%。取适量的供试品，摊开，用肉眼或借助放大镜（5～10倍）观察，将杂质拣出；如其中有可筛分的杂质，则通过适当的筛，将杂质分出。将各类杂质分别称重，计算其在供试品中的含量（%）。

（2）水分　不得过90%。测定用的供试品，一般先破碎成直径不超过3mm的颗粒或碎片；直径和长度在3mm以下的可不破碎。取供试品2～5g，平铺于干燥至恒重的扁形称量瓶中，厚度不超过5mm；疏松供试品不超过10mm；精密称定，打开瓶盖在100～105℃干燥5小时，将瓶盖盖好，移置干燥器中，冷却30分钟，精密称定，再在上述温度干燥1小时，冷却，称重，至连续两次称重的差异不超过5mg为止。根据减失的重量，计算供试品中含水量（%）。

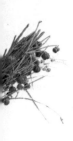

（3）总灰分　不得过10.0%。测定用的供试品须粉碎，使能通过二号筛，混合均匀后，取供试品2～3g，置炽灼至恒重的坩埚中，称定重量（准确至0.01g），缓缓炽热，注意避免燃烧，至完全炭化时，逐渐升高温度至500～600℃，使完全灰化并至恒重。根据残渣重量，计算供试品中总灰分的含量（%）。如供试品不易灰化，可将坩埚放冷，加热水或10%硝酸铵溶液2ml，使残渣湿润，然后置水浴上蒸干，残渣照前法炽灼，至坩埚内容物完全灰化。

4. 含量测定

照高效液相色谱法测定。本品按干燥品计算，含盐酸麻黄碱（$C_{10}H_{15}NO \cdot HCl$）和盐酸伪麻黄碱（$C_{10}H_{15}NO \cdot HCl$）的总量不得少于0.80%。

（1）色谱条件与系统适用性试验　以极性乙醚连接苯基键合硅胶为填充剂；以甲醇–0.092%磷酸溶液（含0.04%三乙胺和0.02%二正丁胺）（1.5∶98.5）为流动相；检测波长为210nm。理论板数按盐酸麻黄碱峰计算应不低于3000。

（2）对照品溶液的制备　取盐酸麻黄碱对照品、盐酸伪麻黄碱对照品适量，精密称定，加甲醇分别制成每1ml各含40μg的混合溶液，即得。

（3）供试品溶液的制备　取本品细粉约0.5g，精密称定，置具塞锥形瓶中，精密加入1.44%磷酸溶液50ml，称定重量，超声处理（功率600W，频率50kHz）20分钟，放冷，再称定重量，用1.44%磷酸溶液补足减失的重量，摇匀，滤过，取续滤液，即得。

（4）测定法　分别精密吸取对照品溶液与供试品溶液各10μl，注入液相色谱仪，测定，即得。

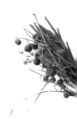

（二）麻黄饮片

1. 麻黄

除去木质茎、残根及杂质，切段。本品呈圆柱形的段。表面淡黄绿色至黄绿色，粗糙，有细纵脊线，节上有细小鳞叶。切面中心显红黄色。气微香，味

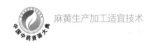

涩、微苦。

（1）检查　总灰分同药材，不得过9.0%。

（2）鉴别　（除横切面外）、检查（水分）、含量测定同药材。

2. 蜜麻黄

取麻黄段，照蜜炙法炒至不粘手。每100kg麻黄，用炼蜜20kg。本品形如麻黄段。表面深黄色，微有光泽，略具黏性。有蜜香气，味甜。

（1）检查　总灰分同药材，不得过8.0%。

（2）鉴别　（除横切面外）、检查（水分）、含量测定同药材。

（三）麻黄根 Ephedra Radix et Rhizoma

麻黄科植物草麻黄*Ephedra sinica* Stapf 或中麻黄*Ephedra intermedia* Schrenk et C.A.Mey.的干燥根和根茎。秋末采挖，除去残茎、须根和泥沙，干燥。

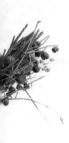

1. 性状

呈圆柱形，略弯曲，长8~25cm，直径0.5~1.5cm。表面红棕色或灰棕色，有纵皱纹和支根痕。外皮粗糙，易成片状剥落。根茎具节，节间长0.7~2cm，表面有横长突起的皮孔。体轻，质硬而脆，断面皮部黄白色，木部淡黄色或黄色，射线放射状，中心有髓。气微，味微苦（图5-3）。

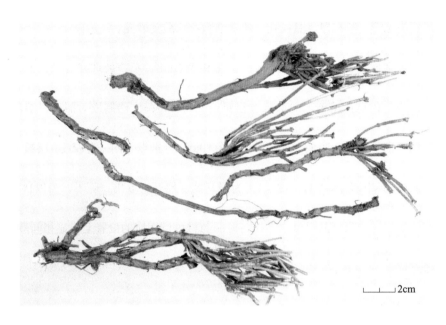

图5-3　麻黄根药材

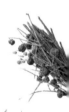

2. 鉴别

（1）根横切面　木栓细胞10余列，其外有落皮层。栓内层为数列薄壁细胞，含草酸钙砂晶。中柱鞘由纤维及石细胞组成。韧皮部窄。形成层成环。木质部发达，由导管、管胞及木纤维组成；射线宽广，含草酸钙砂晶。有的髓部有纤维；薄壁细胞具纹孔。根茎的射线较窄。

（2）粉末　棕红色或棕黄色。木栓细胞呈长方形，棕色，含草酸钙砂晶。纤维多单个散在，直径20~25μm，壁厚，木化，斜纹孔明显。螺纹导管、网纹导管直径30~50μm，导管分子穿孔板上具多数圆形孔。石细胞有的可见，呈长圆形，类纤维状或有分枝，直径20~50μm，壁厚。髓部薄壁细胞类方形、类长

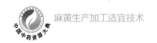

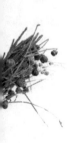

方形或类圆形，壁稍厚，具纹孔。薄壁细胞含草酸钙砂晶。

（3）薄层鉴别　取本品粉末0.5g，加甲醇10ml，超声处理40分钟，滤过，取滤液作为供试品溶液。另取麻黄根对照药材0.5g，同法制成对照药材溶液。照薄层色谱法试验，吸取上述两种溶液各10μl，分别点于同一硅胶G薄层板上，以三氯甲烷-甲醇-水（40∶10∶1）为展开剂，展开，取出，晾干，喷以1%香草醛硫酸溶液。供试品色谱中，在与对照药材色谱相应的位置上，显相同颜色的斑点。

3. 检查

（1）水分　不得过10.0%。

（2）总灰分　不得过8.0%。

4. 浸出物

照水溶性浸出物测定法项下的冷浸法测定，不得少于8.0%。

（四）麻黄根饮片

1. 炮制

除去杂质，洗净，润透，切厚片，干燥。本品呈类圆形的厚片。外表面红棕色或灰棕色，有纵皱纹及支根痕。切面皮部黄白色，木部淡黄色或黄色，纤维性，具放射状纹，有的中心有髓。气微，味微苦。

2. 鉴别（除横切面外）

同麻黄根药材。

3. 检查

同麻黄根药材。

4. 浸出物

同麻黄根药材。

5. 功能与主治

甘、涩，平。归心、肺经。固表止汗。用于自汗，盗汗。用量3～9g，外用适量，研粉撒扑。

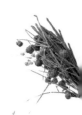

三、质量评价

药材评价包括两个方面，一个是药材真伪即药材来源的鉴别，另一个就是药材优劣的评价。《中国药典》2015年版的正品麻黄为草麻黄、中麻黄或木贼麻黄的干燥草质茎，其含盐酸麻黄碱和盐酸伪麻黄碱的总量不得少于0.80%。

（一）麻黄与地方习用品、伪品的区别

1. 地方习用或代用品

除药典规定的三种植物，发现多种同属植物的草质茎在全国不同地区也作为麻黄入药。在20世纪80年代洪浩等对全国商品进行调查时虽发现有多种非正

品麻黄作为药用，但其流通范围均较局限，例如，藏麻黄（*Ephedra saxatilis* Royle ex florin）和山岭麻黄（*Ephedra gerardiana* Wall. var. *gerardiana*）仅在西藏部分地区药用，丽江麻黄（*Ephedra likiangensis* Florin）仅在四川和云南部分地区使用，膜果麻黄仅在甘肃北部和新疆部分地区入药，单子麻黄仅在四川部分地区使用，虽然是同属植物，但所含麻黄总生物碱的含量及各种生物碱的含量差异很大，有的种几乎不含生物碱，所以，这种代用是影响疾病的治疗的。为了确保用药准确，张建成等对我国分布的18种麻黄（包括种下等级），进行了生药学研究，通过比较之间的异同，分别编写了国产各种麻黄的生药性状检索表和生药显微特征检索表，以利鉴别。

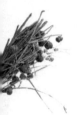

国产麻黄的生药性状检索表

1 草质茎表面的纵槽纹不甚显著，节部鳞叶3裂或2裂

  2 鳞叶3裂或有少数2裂，小枝多呈钝三角状圆柱形，少见圆柱形

    3 鳞叶长多为3～7mm，裂片多为窄三角状披针形或钝三角形 ……………………………………………………………………………… 中麻黄*E. intermedia*

    3 鳞叶长多为2～4mm，裂片多为先端急尖或具渐尖头的三角形 …………………………………………………………………………… 膜果麻黄*E. przewalskii*

  2 鳞叶2裂，小枝呈扁圆柱形或圆柱形

4 小枝较粗壮，直径1.5～4mm；鳞叶基部3/4以上连合成筒状，裂片呈短宽三角形 ································· **窄膜麻黄 E. lomatolepis**

4 小枝较细弱，直径通常在2mm以下；鳞叶基部连合程度小于3/4

    5 小枝节间较长，多在3～4cm之间，分枝少；叶基部约1/4～1/2连合成筒状，裂片窄长三角形，先端长渐尖，多反卷 ················· **草麻黄 E.sinica**

    5 小枝节间较短，多在1.5～2.5cm之间，分枝多；叶基部多1/2～2/3连合成筒状，裂片呈宽短三角形 ·················· **木贼麻黄 E. equisetina**

·················· **单子麻黄 E. monospermo**

·················· **细子麻黄 E. regeliana**

·················· **雌雄麻黄 E. fedtschenkoae**

1 草质茎表面的纵槽纹显著，节部鳞叶2裂，偶见3裂

    6 具短硬多瘤节的木质枝，绿色小枝细短，质硬，较难折断，强烈木质化。节间短；叶极小，长1～1.5mm，基部1/4～1/2连合成筒状 ···········

·················· **斑子麻黄 E. lepidosperma**

    6 无短硬多瘤节的木质枝，绿色小枝质脆易折断，木化程度很低

      7 绿色小枝较粗壮，直径1.5～4mm，节间长2～5cm

        8 鳞叶基部不呈红棕色，边缘膜质透明 ············· **藏麻黄 E. saxatilis**

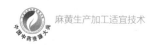

8 鳞叶全部或除边缘外大部呈红棕色，边缘有的膜质透明 ……………………

…………………………………………………丽江麻黄 *E. likiangensis*

………………………………… 西藏中麻黄 *E. intermedia* **var. *tibetica***

7 绿色小枝较细弱，直径1～2mm，节间长1～3cm

9 木质茎粗而明显，先端节结状；绿色小枝短，通常有2～3个节间

10 绿色小枝直伸，表面纵槽纹极明显；鳞叶基部约3/5连合成筒状

……………………………………… 山岭麻黄 *E. gerardiana*

10 绿色小枝弧曲，表面纵槽纹较浅，鳞叶基部约1/3～ 1 /2连合成筒

状 ……………………… 垫状山岭麻黄 *E. gerardiana* **var.*congesta***

9 木质茎细而极短，不显著；绿色小枝较长，通常有3～5个节间。鳞叶

裂片先端锐尖，常向外折曲 ……………………矮麻黄 **E.minuta**

………………………………… 异株矮麻黄 *E. minuta* **var. *dioeca***

………………………………… 匐枝丽江麻黄 *E. fikiangensis* **f. *mairei***

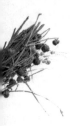

国产麻黄的生药显微特征检索表

1 茎节部无石细胞，节间木质部常见具陡度较大的三生同向螺纹加厚的木纤维和

管胞

2 皮层纤维束多见

3 茎表面角质层乳突较矮，通常低于20μm；有具缘纹孔导管，草酸钙结晶少见

··丽江麻黄*E. likiangensis*

3 茎表面角质层乳突较高，多为30～40μm，无具缘纹孔导管，草酸钙结晶众多

    4 茎表面气孔稍长，纵横径比1.3～1.6 ························**矮麻黄*E. minuta***

    4 茎表面气孔较圆，纵横径比1.0～1.3 ······ **异株矮麻黄*E. minuta* var. *dioeca***

2 皮层纤维束缺乏或偶见

    5 导管分子端壁上的穿孔均为单列式

      6 木纤维和管胞通常具陡度较大的三生螺纹加厚，并可见少量具此种加厚的导管 ···················· **匍枝丽江麻黄*E. fikiangensis* f. *mairei***

      6 木纤维和管胞有的具陡度较大的三生螺纹加厚，有的无此种加厚；无此种类型加厚的导管

        7 环髓纤维极多；表皮角质层乳突较矮，（小于20μm）；叶气孔较圆，纵横径比为1.1～1.4 ···················· 山岭麻黄*E. gerardiana*

        7 环髓纤维少见；表皮角质层乳突较高（可达30μm）；叶气孔较长，纵横径比1.4～1.8 ········ **垫状山岭麻黄*E. gerardiana* var. *congesta***

    5 导管分子端壁上的穿孔既有单列式，也有二列式

      8 表皮角质层乳突用水合氯醛溶液加热透化后裂开 ···············

················ **西藏中麻黄*E. intermedia* var. *tibetica***

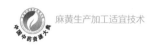

8　表皮角质层乳突用水合氯醛溶液加热透化后不破裂 ········· **藏麻黄** *E. saxatilis*

1　茎节部石细胞有或无，节间木质部不具陡度较大的三生同向螺纹加厚的木纤维

和管胞

9　茎节部具石细胞，但不位于髓部

10　节间横切面观呈椭圆形或类圆形，环髓纤维少见，维管束数为2的倍数

（8、10或12个）排列成环

11　茎表皮通常具明显的角质层乳突；具缘纹孔导管多见

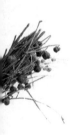

12　皮层纤维较少，具缘纹孔导管分子端壁上的穿孔多为二列式；草

酸钙结晶众多；茎及叶的气孔均较长，茎气孔纵横径比1.6～2.0，

叶气孔纵横径比1.3～1.8 ·························· **草麻黄** *E.sinica*

12　皮层纤维极多；具缘纹孔导管分子端壁上的穿孔多为单列式；草

酸钙结晶少见；茎及叶的气孔均较圆，茎气孔纵横径比1.2～1.6，

叶气孔纵横径比0.9～1.3 ······················· **窄膜麻黄** *E. lomatolepis*

11　茎表皮无角质层乳突或有少数；具缘纹孔导管少或偶见

13　茎表皮无角质层乳突；具缘纹孔导管偶见 ·····················

····························· **单子麻黄** *E. monospermo*

13　茎表皮有少数角质层乳突；见具缘纹孔导管 ·····················

····························· **西藏中麻黄** *E. intermedia* var. *tibetica*

10　节间横切面观呈类三角形或类圆形，环髓纤维多见，维管束数为3的倍数

（9、12或15）排列成环

14　茎表皮角质层突起形状不规则且较矮（小于18μm）；老茎髓部有时可见纤

维束；茎气孔纵横径比1.1～1.5 ·················· **膜果麻黄** *E. przewalskii*

14　茎表皮角质层突起呈乳头状且较高（可达30μm）；髓部无纤维束；茎气孔

纵横径比1.6～2.0 ·························· **中麻黄** *E. intermedia*

9　茎节部无石细胞，或有但位于髓部

15　节部石细胞位于髓部。节间横切面观，维管束连成环状，环髓纤维极

多；具缘纹孔导管众多，纹孔口外展 ········ **斑子麻黄** *E. lepidosperma*

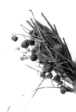

15　节部无石细胞

16　茎表面具明显的角质层乳突（高可达45μm），叶气孔近圆形，纵横径

比0.8～1.2 ·······························**细子麻黄** *E. regeliana*

16　茎表面无角质层乳突，或有但极短（高12μm以下）；叶气孔稍长，纵

横径比1.1～1.4

17　近节处及节部薄壁细胞中常含有微小淀粉粒；可见具缘纹孔导管，

具缘纹孔管胞和有具缘纹孔的网纹管胞多见 ·····················

································· **木贼麻黄** *E. equisetina*

17　无淀粉粒存在，无具缘纹孔导管；网纹增厚木薄壁细胞多见，有

的具圆形网眼尖 ···················· **雌雄麻黄** *E. fedtschenkoae*

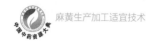

2. 伪品

近年来，由于麻黄本身药材管理、流通特殊，因此伪品并不多见，市场偶然仍可见的伪品多为与麻黄形态相似的木贼、水木贼等来自木贼科的一些植物，这些伪品均无明显毒副作用，而且可直接根据性状特征直观简便地来鉴定。

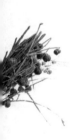

（1）木贼　木贼科植物木贼*Equisetum hyemale* L.的地上干燥部分，多年生草本。本品长管状，不分枝，直径6～8mm，有纵棱18～30条，棱上有2排多数细小光亮的疣状突起，节明显，节间长2.5～9cm，节上着生筒状鳞片，叶鞘贴伏茎上，长7～9mm，基部和鞘齿呈黑褐色，中部淡棕黄色，鞘齿16～20枚，狭条状披针形，背部具浅沟，先端长渐尖。体轻，质脆，易折断，断面中空，周边有多数圆形的小空腔。气微，味甘淡、微涩。

（2）水木贼　木贼科植物水木贼*Equisetum fluviatile* L.的地上干燥部分，多年生草本。本品呈长管状，多分支，直径3～6mm，茎具有平滑的浅肋棱14～16条，槽内气孔多行；叶鞘筒长7～10mm，贴生茎上，鞘齿14～16枚，黑褐色，狭三角状披针形，渐尖，具狭的膜质白边；中部以上的节生出轮生侧枝，每轮一至多数，叶鞘齿狭三角形，4～8枚，先端渐尖。

（3）无枝水木贼　木贼科植物无枝水木贼*Equisetum fluviatile* L. f. *linnaeanum*（Doll.）Broun的地上干燥部分。本植物为水木贼的变型，与水木贼的区别在于茎单一，不分枝。

（4）节节草　木贼科植物节节草*Equisetum ramosissimum* Desf的干燥地上部分，多年生草本。本品呈圆管状、不分枝、带叶鞘的茎，直径1.5～4.5mm，常切制成2～5cm小段，节间长3～4cm，节上有1～5（6）条轮生分枝。表面灰绿色，有纵棱脊6～20条，棱脊上有疣状突起或小横纹交错排列略成1行，膜质薄稍有粗糙感。完整的叶鞘呈管状或漏斗状伸长，一般长为4～12mm，鞘齿6～16枚，鞘齿狭三角形，棕褐色。体质脆、易折断，断面中空，周围有排列成环状的小空腔。质轻脆、易折断，无臭，味甘、淡。

（5）问荆　木贼科植物问荆*Equisetum arvense* L. 的干燥全草，多年生草本。根状茎匍匐生，圆柱形，微弯曲，黑色或暗褐色。地上茎直立，二型：生殖茎与营养茎，生殖茎淡黄褐色，肉质，不分枝，直径1～3mm，具浅肋棱；叶鞘筒漏斗形，长5～17mm，叶鞘齿3～5枚，棕褐色，质厚。营养茎绿色，直径1.5～3.5mm，有棱脊6～16条，沿棱有小瘤状突起，节上轮生小枝，小枝实心，叶退化，下部联合成鞘。叶鞘长7～8mm，鞘齿披针形，黑色，边缘灰白色，膜质。质脆、易折断，无臭，味甘涩、微苦。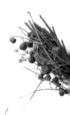

（6）犬问荆　木贼科植物犬问荆*Equisetum palustre* L.的干燥全草，多年生草本。根状茎匍匐细长，黑褐色，地上茎绿色，直径1.5～3mm，具深沟及棱5～12条，常有轮生分枝，稀单生。叶鞘筒长5～12mm，鞘齿狭条状披针形，

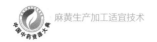

先端棕褐色，边缘白色，膜质。孢子囊穗长圆形，长1.5～2.5cm，有梗，顶生，钝头，孢子囊生于盾状孢子叶下面，十字形着生，绕于孢子上。味甘、微苦。

（7）草问荆　木贼科植物草问荆 *Equisetum pratense* Ehrh.的干燥全草，多年生草本。根状茎匍匐，棕褐色，无块茎。地上主茎淡黄色，不分枝，直径2～3mm；孢子叶球顶生，有柄，长1～2cm，直径4～6mm，先端钝头。营养茎直径 1.5～3mm，具肋棱14～16枚，沿棱有一行刺状突起；叶鞘筒长6～8mm，鞘齿分离14～16枚，长三角形，顶端长、渐尖，边缘具宽的膜质白边，中部棕褐色，基部有一圈褐色环；侧枝实心，叶鞘齿3～4枚，三角形，先端锐尖，常不再分枝。味苦、平。

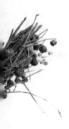

（二）麻黄及其近缘种的分子生药学研究

姜寒玉利用RAPD技术对草麻黄、中麻黄、膜果麻黄 *E. przewalskii* Stapf、木贼麻黄、斑子麻黄 *E. lepidosperma* C.Y.Cheng 5种麻黄进行遗传多样性研究。聚类分析结果表明：膜果麻黄为一组，木贼麻黄为一组，斑子麻黄为一组，草麻黄和中麻黄为一组，且麻黄不同种的指纹图谱也有一定的差异，尤其是无药用价值的膜果麻黄与有药用价值的其他4种麻黄差异显著，而中麻黄与草麻黄差异较小；从植物分类学上看，木贼麻黄为单子麻黄亚派；草麻黄和中麻黄为欧亚麻黄亚派，和斑子麻黄同为麻黄组；膜果麻黄为翅麻黄亚派，为膜果麻黄组。RAPD聚类结果与植物分类学结果一致。

党荣理等通过20个10碱基随机引物对新疆3种麻黄进行PCR扩增，用无药用价值的膜果麻黄作对照，通过计算遗传相似性系数，建立UPGM A聚类图，共扩增出189个多态位点，建立了它们的基因组DNA指纹图谱。研究结果表明，物种间遗传差异明显，具有丰富的遗传多样性；膜果麻黄与其他3种药用麻黄的差异较大；药用麻黄中，木贼麻黄相对独立，中麻黄与草麻黄遗传距离较近，且具有较为相同的遗传关系。用相同的方法对3个不同地理群体的中麻黄进行PCR扩增，并用人工栽培种作对照，共扩增出153个多态位点，建立了它们的基因组DNA指纹图谱。不同地理群体中存在丰富的遗传多样性；相距越远，群体间相似性程度越低；人工栽培种与同一产地野生种具有相似的遗传特性。

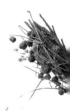

（三）现代质量评价研究

1. 生物碱类成分的含量测定

麻黄中的有效成分为一系列结构相似的生物碱，主要为麻黄碱和伪麻黄碱。目前，麻黄碱与伪麻黄碱作为药效不同的两种原料药已经分别广泛用于多种单、复方制剂。文献报道的麻黄及其制剂中麻黄碱与伪麻黄碱的含量测定方法主要有高效液相色谱法、薄层扫描法、高效毛细管电泳法、气相色谱法和紫外–可见分光光度法等。现在，高效液相色谱法已经变为主流含量测定方法。

（1）高效液相色谱法（HPLC） HPLC由于分离效果高、定量准确而在中药分析研究方面的应用日益广泛。葛斌等使用C_{18}色谱柱，乙腈–0.2%磷酸

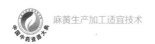

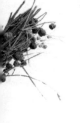

（4：96）为流动相，检测波长210nm，测定来源于甘肃的麻黄药材（草麻黄和中麻黄）中麻黄碱和伪麻黄碱的含量，草麻黄中麻黄碱含量0.73%～1.02%，伪麻黄碱含量0.12%～0.26%；中麻黄中麻黄碱含量0.19%～0.54%，伪麻黄碱含量0.90%～1.17%。

林朝展等以0.3%磷酸–甲醇（10：90）为流动相，检测波长213nm，测定14批草麻黄药材中麻黄碱、伪麻黄碱的含量，其所建立的方法具有专属、稳定、可重复、操作简便的特点，可用于麻黄药材的质量控制。14批草麻黄药材中麻黄碱及伪麻黄碱含量差异较大，其中麻黄碱含量在0.361%～1.538%，伪麻黄碱在0.332%～2.087%之间。通过多批次样品含量比较，建议草麻黄药材中麻黄碱的含量不低于1.082%，伪麻黄碱含量不低于1.008%。

（2）薄层扫描法（TLCS） 文洁等采用双波长薄层扫描法测定了国产4个产地、不同采收期的5种麻黄样品中的麻黄碱和伪麻黄碱含量。实验结果表明：①麻黄中生物碱含量及各种生物碱比例与其植物品种特征有关。木贼麻黄中麻黄生物碱含量较高，且以伪麻黄碱为主；草麻黄生物碱含量居中；丽江麻黄生物碱含量较低，主要为麻黄碱；膜果麻黄测不出生物碱，收购时严防混入商品药材。②各种生物碱的含量和比例随采集期不同而改变。内蒙古产草麻黄7月份主要含麻黄碱；8月份麻黄碱和伪麻黄碱总量达到高峰（0.961%）；9月份则是伪麻黄碱高于麻黄碱；10月份伪麻黄碱比麻黄碱含量高约2倍，两者总量达0.84%；到11月份麻黄碱与伪麻黄碱含量基本持平。新疆产中麻黄伪麻黄碱含量比麻黄碱高1倍以上，4月份和9月份两者总量达到高峰，分别为1.628%和1.855%。③产地不同，生物碱含量及各种生物碱比例亦不同。新疆产木贼麻黄所含生物碱一般以伪麻黄碱为主，约比麻黄碱含量高2～3倍。

（3）高效毛细管电泳法（HPCE） 陈康等采用高效毛细管电泳法测定10批来源于内蒙古、山西、宁夏不同产地草麻黄药材中麻黄碱和伪麻黄碱的含量。0.1mol/L硼酸溶液–0.2mol/L氢氧化钾溶液（4∶1）为缓冲液；溶液pH 8.90；电压10kV；实验温度25℃；测定波长为192nm。结果表明，不同产地的麻黄生物碱含量各不相同，其中麻黄碱含量0.48%～1.02%，以山西大同县产者含量最高；伪麻黄碱含量为0.37%～1.37%，以宁夏GAP种植基地提供的麻黄含量最高；两碱总量为1.30%～2.16%，亦以宁夏的麻黄含量最高。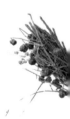

孙国祥等建立测定麻黄中麻黄碱和伪麻黄碱含量的毛细管区带电泳（CZE）法。以200mmol/L硼砂–500mmol/L硼酸溶液（1∶1，V/V）含2mg/ml庚烷磺酸钠和0.4%（V/V）乙腈为背景电解质，石英毛细管（75cm×75μm），有效分离长度60cm，运行电压15kV，紫外检测波长210nm，重力进样20秒（高度10cm），以苯甲醇作内标，对10批草麻黄中的麻黄碱和伪麻黄碱进行定量分析。结果，麻黄碱和伪麻黄碱的相对峰面积与各自的质量浓度C（mg/ml）呈良好的线性关系，两者的平均回收率分别为100.4%和100.9%。10批样品中麻黄

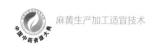

碱和伪麻黄碱的含量差异较大；麻黄碱含量为0.23%～0.60%；伪麻黄碱含量为0.06%～0.43%；两碱总量为0.35%～0.88%。该法准确可靠，操作便捷，可用于麻黄中麻黄碱和伪麻黄碱的含量测定。

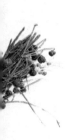

徐静等基于麻黄碱及伪麻黄碱衍生物的光谱及化学性质，设计并构建了毛细管电泳/发光二极管诱导荧光检测系统。对关键光学元件进行组合选择，以蓝光发光二极管为光源，BP 470和BP 530分别为光源滤光片和荧光滤光片，光电倍增管检测信号，并对电泳分离系统的缓冲溶液、分离电压等参数进行优化；以异硫氰酸根荧光素FITC为衍生试剂，10mmol/L $Na_2B_4O_7$ + 16mmol/L SDS为缓冲溶液，12kV电压下可实现麻黄中麻黄碱和伪麻黄碱的基线分离。在0.25～10mg/L范围内，麻黄碱和伪麻黄碱标准溶液的质量浓度与荧光响应的峰高之间呈较好的线性关系，相关系数r均大于0.99，其检出限分别为0.38μg/L和0.29μg/L，峰高的日内重复性（RSD）分别为2.0%和2.2%，日间重复性（RSD）分别为5.4%和5.1%。将该方法用于中药麻黄中麻黄碱和伪麻黄碱的测定，加标回收率分别为94%和107%。

（4）酸性染料比色法　郑孟凯等建立酸性染料比色法测定麻黄药材中的总生物碱，采用《中国药典》2010年版的方法测定盐酸麻黄碱、盐酸伪麻黄碱的含量。收集了28个批次来源于全国7个不同产地、21个不同地区的市售草麻黄药材并测定含量，结果：有10个批次的麻黄药材（占全部批次的35.7%）达不

到药典要求（盐酸麻黄碱和盐酸伪麻黄碱的总质量分数不得少于0.80%），且28

个批次的样品中两种生物碱的总质量分数最高与最低相差45倍，总生物碱的质

量分数最高与最低相差33倍。市售麻黄药材以草麻黄为主，有效成分生物碱的

含量差异较大，劣质情况较为严重，有必要加强麻黄药材的市场监管，保证其

临床应用的安全、有效。

（5）荧光分光光度法　胡大强等建立测定雾灵鼻通鼻喷雾剂中盐酸麻黄碱

含量的荧光分光光度法，将样品稀释后，以262nm为激发波长，284nm为发射

波长进行测定。结果盐酸麻黄碱质量浓度在10.0～100.0g/ml范围内与吸光度线

性关系良好，平均回收率为100.02%，方法简便易行，灵敏度高。

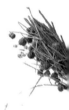

2. 指纹图谱研究

（1）HPLC指纹图谱　随着现代分析技术的发展，HPLC指纹图谱作为一

种体现中药化学成分整体特征的质量评价方法正在广泛应用，是国际公认的

控制中药或天然药物质量最有效的方法之一。符继红等采用反相高效液相色谱

法，建立了麻黄药材的指纹图谱。色谱条件为：CLC phenyl（5μm，4.6mm ×

150mm）色谱柱，乙腈–0.1%磷酸水溶液梯度洗脱，流速1.0ml/min，检测波长

215nm。用上述方法检测12批不同产地麻黄药材，得到17个共有峰，峰面积之

和大于总峰面积的90%。对各产地的药材进行了相似度比较，各地指纹图谱虽

存在一定差异，但均具有相同的色谱特征峰。经相似度计算表明，12个产地麻

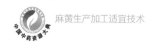

黄药材相似性较好，相关系数和夹角余弦都大于0.9，说明各产地麻黄药材无明显差异，所建立的指纹图谱方法重现性、稳定性与精密度均较好，可作为鉴别麻黄药材真伪优劣的质量控制依据。

郑孟凯等收集了全国不同省市市场上销售的28批麻黄药材（以草麻黄为主），通过HPLC梯度洗脱建立了指纹图谱，研究发现10个批次的药材质量未能达到《中华人民共和国药典》的要求。对18个批次合格麻黄药材进行相似度比较，选取每批次麻黄药材色谱图中峰面积总面积1%的色谱峰作为变量，运用SPSS 20.0软件进行主成分分析法（PCA）和聚类分析法（CA）分析，建立了

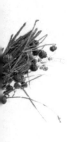

合格麻黄药材的共有模式图谱，合格麻黄药材的相似度为0.466～0.981。PCA结果筛选出累计贡献率达到86.465的6个主成分，以它们计算所有样本的综合得分，可对麻黄药材质量进行排序。CA结果将所有批次麻黄药材共分为3类，反映了28个批次不同地区市售麻黄药材的质量特征。HPLC指纹图谱结合PCA和CA可以对麻黄药材的质量进行客观、有效地评价。

采用高效液相色谱法研究甘肃麻黄药材的指纹图谱测定方法，并对不同种（草麻黄、中麻黄、膜果麻黄）、不同来源（甘肃、内蒙古种植或野生）的22批麻黄药材进行指纹图谱分析。采用Luna C$_{18}$（250mm×4.60mm，5μm）柱，流动相为乙腈–0.2%磷酸水溶液（4∶96），流速1ml/min，检测波长210nm，记录时间35分钟，获得了较为理想的甘肃麻黄药材HPLC指纹图谱，标定了10个特

征指纹峰，建立了有16批甘肃草麻黄样品构成的共有模式。本研究所建立的麻黄药材指纹图谱，可以有效地反映甘肃麻黄药材的内在质量，有助于麻黄药材的标准化种植。

应用双定性双定量相似度法对10批草麻黄药材进行聚类分析并进行质量评价。采用反相高效液相色谱法，以CenturySIL C$_{18}$BDS（200mm×4.6mm，5μm）色谱柱，以色谱指纹图谱信息量指数I为目标函数优化选择指纹图谱检测条件，确定以0.1%磷酸水–甲醇溶剂系统为流动相，线性梯度洗脱，流速为1.0ml/min，柱温（30.00±0.15）℃，进样量10μl，紫外检测波长210nm。以麻黄碱峰为参照物峰，确定了41个共有峰，建立了麻黄HPLC指纹图谱，用双定性双定量相似度法评价出3批质量完全合格，3批含量明显偏高，3批含量偏低，1批化学成分分布比例与含量不合格，表明麻黄药材质量受地理环境和气候条件影响较大。用双定性双定量相似度法可从宏观角度定性定量鉴别麻黄质量。

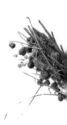

采用超高效液相色谱（UPLC）建立17个不同产地中麻黄的指纹图谱，利用内参比峰计算共有峰的相对峰面积，共标定 14 个共有峰。应用SPSS 19.0 对不同产地中麻黄的化学成分进行系统聚类，青海、甘肃、新疆、陕西产中麻黄聚为一类，山西产的聚为另一类。从聚类结果来看，西北产区和中部产区中麻黄的化学成分呈现明显的含量差异。就西北地区而言，靠近中部地区的陕西省产的中麻黄含量与甘肃、青海、新疆 3省产的中麻黄含量略有差异，但甘肃、

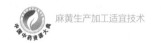

青海、新疆3个产区的中麻黄含量并没有显著的产区分化。

（2）光谱指纹图谱　中药红外光谱（IR）和紫外光谱（UV）突出反映了两类宏观定性定量信息，以红外光谱对紫外光谱检测的信号信息进行全方位补偿，即红外光谱能够检测单键信息补偿紫外光谱仅检测不饱和键的单一功能。这一方法构成了基于中药整体系统化学键振动和价电子跃迁的光谱指纹定量法，反映的整体定性定量信息明显好于任何单一色谱指纹谱和单一光谱指纹谱，称为中药IR-UV联用系统指纹定量法。孙国祥将IR和UV光谱各数据点按平均值法分别生成对照指纹图谱，以光谱点为单位计算两类光谱的宏观定性定量信息并以等权融合。鉴定10批来源于辽宁、内蒙古、河北以及陕西等地的草麻黄药材质量，结果9批质量均好，1批质量中等。基于整体化学键振动和价电子跃迁的光谱指纹定量法可便捷、准确、有效地评价麻黄质量，为中药质量控制提供了新技术参考。

3. 基于生物效应的质量评价

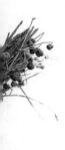

生物效应评价，是利用药物对于生物整体、离体器官、细胞、酶或分子等所起的作用，通过比较对照物和供试品对生物体或离体器官与组织的特定生物效应，从而测定和评价供试品质量、活性或作用强度（效价），它是以药理学为基础，测定药物有效性的一种方法。生物效应评价是评价中药有效性的一个重要的辅助方法，在明确中药化学指标成分与其药理药效的相关性基础上，

106

将中药质量评价与其药理药效有机结合，才能实现中药质量控制和评价的现代化。

曹喆等以大鼠发汗量为检测指标，对26个不同产地麻黄的质量进行评价。每个产地麻黄样品取12只大鼠随机分为高、低剂量组（11.25、9g/kg，剂距为1∶0.8），灌胃给药，以对照药材（草麻黄）的发汗生物效价为10U/g计，按照《中国药典》生物检定统计法计算不同产地麻黄的发汗生物效价，并采用高效液相色谱法测定麻黄药材中麻黄碱与伪麻黄碱含量；对26个不同产地麻黄的发汗生物效价进行聚类分析。结果显示，26个不同产地麻黄的发汗生物效价介于7.08～22.09U/g，以甘肃古浪草麻黄发汗生物效价最高、甘肃武山中麻黄最低，草麻黄平均效价高于中麻黄；麻黄发汗生物效价的变化趋势与麻黄碱及伪麻黄碱总含量变化趋势基本一致，但相关性不显著；聚类分析结果显示，26份麻黄中有17份（65.38%）发汗生物效价高于对照药材，4份（15.38%）高于9.55U/g并与对照药材的生物效价相近，所考察的26个不同产地麻黄中80%以上质量是合格的。

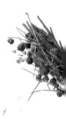

赵云生等基于麻黄宣肺平喘功效，测定了37个不同产地麻黄（20份草麻黄、17份中麻黄）对豚鼠离体气管平滑肌的解痉率，在此基础上建立不同产地麻黄平喘生物效价的质量评价方法。取豚鼠离体气管平滑肌建立平喘药效模型，按累积计量法于麦氏浴槽中加入不同质量浓度梯度（剂间距1∶0.5）的

麻黄水煎液，计算不同产地麻黄解痉率；按照《中国药典》2010年版二部附录生物检定统计法项下"量反应平行线法"法计算生物效价值；采用HPLC法测定麻黄药材中麻黄碱和伪麻黄碱的量；对不同产地麻黄生物效价值进行聚类分析。结果显示，麻黄对磷酸组胺引起的豚鼠离体气管平滑肌收缩有解痉作用，与麻黄对照药材相比，有20个产地的麻黄达显著水平（$P<0.05$），麻黄解痉作用与给药质量浓度呈剂量依赖性，草麻黄与中麻黄种间解痉率无显著差异（$P>0.05$）；37个产地的麻黄药材与对照药材相比平喘效价值存在显著差异（$P<0.05$、0.01），平喘效价值为22.35～489.04U/g，可信限率（FL）13.15%～38.97%，效价相差近21.88倍，麻黄平喘生物效价与麻黄碱及伪麻黄碱总量之间相关不显著；采用聚类分析法能够将不同平喘生物效价值的麻黄区分开来，37份麻黄药材中有24份生物效价值高于对照药材，占麻黄样品总数的64.86%。平喘生物效价值可以定量评价不同产地麻黄的质量。

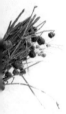

4. 麻黄质量的影响因素

（1）产地因素　盛萍采用高效液相色谱法测定新疆14个不同地区的麻黄药材和土壤样品中麻黄碱的含量，研究麻黄碱含量与其产地生态环境间的关系。结果发现，不同产地麻黄药材中的麻黄碱成分含量差异很大，新疆东部与中南部两个地区药材的含量，远高于新疆北部与最南部地区药材的含量。明显的地带性规律表明了药用植物有效成分的形成、积累与生态条件密切相关，气候、土壤等环境对麻黄药材中麻黄碱含量影响很大。碱性土壤比酸性土壤更有利于麻黄碱的积累；高海拔和年日照时数长更有利于麻黄碱的合成。

（2）采收期　高湘等采用高效液相色谱法，使用Luna C_{18}（250mm×4.6mm，5μm）色谱柱，乙腈：0.2%磷酸水溶液（4∶96）为流动相，检测波长210nm，测定甘肃不同采收期人工种植及野生麻黄中麻黄碱与伪麻黄碱含量。结果表明，采收期1年生中麻黄总碱含量均较高，采后1年生草麻黄总碱含量较高，从本实验对麻黄收购季节8～10月中旬采集样品的测定结果可以看出，以9月中旬采收为宜，过早或过晚有效成分均降低。

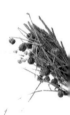

周有寿等通过测定不同生长年限和不同生长月份中麻黄的麻黄碱含量，探索中麻黄的最佳采收期。结果表明，多年生中麻黄在10月到次年4月初麻黄碱含量最高；种子繁殖的中麻黄在第三年可达到药用标准；再生中麻黄第一年即可达到药用标准，第二年麻黄碱含量最高。因此，种子繁殖的中麻黄在第三年采收为宜；野生和人工栽培的再生中麻黄应两年采收一次，采收期应在10月到次年4月。

（3）栽培措施　吴海等以50%甲醇为溶剂，用加热回流法分别提取野生与人工栽培麻黄的茎与根部，再以HPLC测定各个提取液中的麻黄碱的量；采用水蒸气蒸馏法提取麻黄挥发油，用GC-MS测定野生与栽培的麻黄挥发油中的成分。结果，野生麻黄的茎与根的提取液中分别含麻黄碱0.55%和0.00057%，

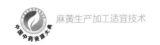

人工栽培麻黄的茎与根的提取液中分别含麻黄碱0.26%和0.0017%。野生麻黄茎中含麻黄碱的量约是人工栽培的2倍；而在两种麻黄的根中麻黄碱的量都非常低。用GC-MS确定了麻黄挥发油中的45种物质，其中野生和栽培品共有成分13种，在麻黄挥发油中未发现生物碱。研究所用试验材料采集时间为8月中旬，人工栽培麻黄每年采收，而生产实践中，麻黄的采收时间是10月~11月，采收方式是隔年采收，这可能是栽培麻黄麻黄碱含量远低于野生麻黄的原因。综上所述，麻黄人工栽培的各个生产环节，都会影响麻黄的质量。

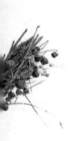

第6章

麻黄现代研究与应用

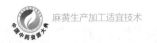

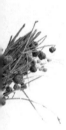

一、化学成分

（一）化学成分类型

1. 生物碱类

（1）苯丙胺类生物碱　生物碱是麻黄的主要有效成分。麻黄普遍含有苯丙胺类生物碱，其中主要为三对立体异构体，即：左旋麻黄碱（*l*-ephedrine）、右旋伪麻黄碱（*d*-pseudoephedrine）；左旋去甲基麻黄碱（*l*-norephedrine）、右旋去甲基伪麻黄碱（*d*-norpseudoephedrine）；左旋甲基麻黄碱（*l*-methylephedrine）和痕量的右旋甲基伪麻黄碱（*d*-methylpseudoephedrine）。

研究显示，草麻黄中总碱含量为1.365%，以左旋麻黄碱（0.65%）为主，右旋伪麻黄碱含量较少（0.17%）；去甲基麻黄碱0.05%、去甲基伪麻黄碱0.07%、甲基麻黄碱0.08%、甲基伪麻黄碱痕量。中麻黄中总碱含量为1.537%，左旋麻黄碱（0.27%）含量少于右旋伪麻黄碱（0.70%）；去甲基麻黄碱0.11%、去甲基伪麻黄碱0.33%、甲基麻黄碱和甲基伪麻黄碱痕量。木贼麻黄总生物碱含量最高，为2.708%，以左旋麻黄碱（1.26%）为主，右旋伪麻黄碱含量较少（0.53%）；去甲基麻黄碱0.05%、去甲基伪麻黄碱0.32%、甲基麻黄碱0.04%、甲基伪麻黄碱痕量。

19世纪70年代，国外学者Konno等从中麻黄中分离到具有抗炎作用的生物碱麻黄噁唑酮（ephedroxane）；国内学者从生产麻黄碱的母液中分到 O-苯甲酰-右旋伪麻黄碱 [O-ben-zoyl-d-（＋）-pseudoephedrine]。从草麻黄茎中分到一个新的生物碱：（＋）-1-苯基-2-亚胺基-1-丙醇 [（＋）-1-phenyl-2-imido-1-propanol]。

（2）喹啉类生物碱　麻黄科首次发现的喹啉类生物碱是从麻黄属植物 *Ephedra alata* 中分到的7-甲氧基-4-羟基-2-喹啉羧酸。

从草麻黄茎中也分到了喹啉类生物碱：4-羟基-6-甲氧基-2-喹啉羧酸（6-methoxykynurenic acid）。

（3）麻黄根中生物碱　麻黄根在传统中药中作为止汗药来使用，具有止汗、降压的功效。Tamada等从麻黄根中分到具有升高血压作用的麻黄根素（maokonine）。Hikino等分到具有降压作用的麻黄根碱ephedradines A、B、C、D和阿魏酰组胺（feruloylhistamine）。

2. 黄酮类

麻黄属植物富含黄酮类化合物。已经从草麻黄中分离得到的黄酮化合物为芹菜素（apigenin）、小麦黄素（tricin）、山柰酚（kaempferol）、芹菜素-5-鼠李糖苷（apigenin-5-rhamnoside）、草棉黄素（herbacetin）、3-甲氧基草棉黄素（3-methoxyherbacetin）、山柰酚鼠李糖苷（kaempferol rhamnoside）。从草麻黄茎的乙醇提取物正丁醇部位分到12个A型原花青素（A-type proanthocyanidins），

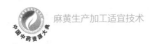

包括5个二聚体，2个三聚体和5个四聚体以及儿茶素（catechin）、表儿茶素（epicatechin）、没食子儿茶素（gallocatechin）、表没食子儿茶素（epigallocatechin）等。

Hikino 等学者从麻黄根中分离得到有降压作用的双黄酮麻黄宁类化合物mahuannin A、B、C、D和ephedradranin A。Tao等分到新化合物ephedradranin B和mahuannin E，并研究了4个化合物ephedradranin A、B及mahuannin D、E对SGC-7901、HepG2和 HeLa的细胞毒活性。Kim也分到A型花青素二聚体ephedradranin A、B，研究认为这两个化合物具有较强的抗炎活性。

国内学者从草麻黄根中分到13个黄酮类化合物，除mahuannin A、B、D、ephedrannin A之外，还有：芹菜素、山奈酚、槲皮素（quercetin）、二氢槲皮素（dihydroquercetin）、3′,4′,5,7-四羟基二氢黄酮（3′,4′,5,7-tetrahydroxy flavanone）、儿茶素、表儿茶素、阿夫儿茶精（afzelechin）和表阿夫儿茶精（epi-afzelechin）。

从木贼麻黄分到白飞燕草苷元（leucodelphin-idin），3-O-β-D-吡喃葡萄糖-5,7,4-三羟基-8-甲氧基黄酮（3-O-β-D-glucopyranosyl-5,7,4-trihydoxy-8-methoxyflavone）。

3. 挥发油类

吉力等用GC-MS 联用法对草麻黄、中麻黄和木贼麻黄的挥发油成分进行

分析，共鉴定127个化合物，草麻黄、中麻黄和木贼麻黄挥发油中含量最高的

成分分别是l-α-松油醇（l-α-terpineol，31.64%）、1,4-桉叶素（1,4-cineol，

12.80%）和十六烷酸（hexadecanoic acid，26.22%）。

徐必达等采用超临界CO_2萃取技术从草麻黄中提取挥发油，并用GC-MS

技术分离鉴定出其中的47个化合物。张知侠采用水蒸气蒸馏法从草麻黄中提取

精油，用GC-MS 技术进行分析鉴定，通过图谱解析共鉴定了49 个化学成分，

占精油总量的87.82%，含量最高的是l-α-松油醇（l-α-terpineol，28.57%）。

对产自内蒙古6个居群的草麻黄挥发油进行GC-MS分析，鉴定了99

个化合物；油中主要成为α-terpineol（19.28%～52.23%），p-vinylanisole

（0.59%～11.64%），3-methyl-2-buten-1-ol（0～5.44%），tetramethylpyrazine

（0.63%～8.99%），terpine-4-ol（1.17%～4.37%），α-linalool（1.62%～5.15%），

phytol（1.24%～15.73%），γ-eudesmol（0～7.77%）和eudesm-7（11）-en-4-

ol（0.41%～6.13%）。6个居群可分为两种化学型：一种富含 α-terpineol 和

p-vinylanisole；另一种富含phytol、γ-桉叶醇（γ-eudesmol）和eudesm-7

（11）-en-4-ol。

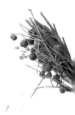

4. 酚酸类

已报道从木贼麻黄中分得苯甲酸（benzoic acid）、对羟基苯甲酸

（p-hydroxybenzoic acid）、肉桂酸、香草酸（vanillic acid）及原儿茶酸

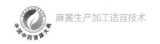

（protocatechuic acid）等。

另外，从麻黄根中分到2-羟基-5-甲氧基苯甲酸和异阿魏酸。

5. 其他成分

从草麻黄根中分到的其他成分包括：（－）-α-松油醇-8-O-β-D-吡喃葡萄糖苷（1）、（＋）-α-松油醇-8-O-β-D-吡喃葡萄糖苷、香叶基-β-D-吡喃葡萄糖苷、（10E，9S，12S，13S）-trihydroxy-10-octadecenoate、倍半西班牙冷杉醇B（sesquipinsapol B）、胡萝卜苷、β-谷甾醇、豆甾醇-3-O-β-D-吡喃葡萄糖苷、辛酸乙酯。

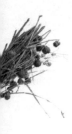

（二）有效成分的提取

麻黄中的有效成分为麻黄碱类生物碱，此外，还含有黄酮、挥发油、多糖等，近年来学者们对这些成分的提取富集工艺展开了研究。

1. 生物碱的提取工艺

（1）甲苯法　由麻黄中提取麻黄碱有多种方法，例如有机溶剂提取法、水蒸气蒸馏法以及离子交换法，由于水蒸气蒸馏法、离子交换法需要耗费大量的能量，生产麻黄碱的厂家在生产上多采用甲苯提取法。

水提麻黄草中的麻黄生物碱后，用甲苯萃取麻黄碱和伪麻黄碱，萃取液用草酸水溶液反提，利用生成的草酸麻黄碱与草酸伪麻黄碱溶解度的不同将两者分离。

（2）水蒸气蒸馏法　麻黄用1%盐酸浸煮提取，提取液浓缩至浸膏，用水蒸气蒸馏出浸膏中的麻黄碱和伪麻黄碱，再转化成草酸盐将两者分离。此法不用有机溶剂，操作简便安全，但水蒸气蒸馏消耗大量能源，成本较高，且浓缩过程受长时间高温，部分麻黄碱分解，影响质量。

（3）离子交换法　麻黄以0.1%～0.5%HCl渗滤，渗滤液通过强酸型阳离子交换柱，使麻黄碱吸附在树脂上，然后再从树脂柱上洗脱麻黄碱，利用盐酸麻黄碱和盐酸伪麻黄碱在树脂上不同的吸附程度将其分离。本法主要应用于实验室。

（4）溶剂法　杨万军等以盐酸麻黄碱和盐酸伪麻黄碱提取率为指标，研究草麻黄的提取工艺，从酸水温浸、酸水煎煮、酸性乙醇回流、酸性乙醇超声等方法中筛选出酸性乙醇回流法进行正交工艺研究；采用$L_9(3^3)$正交表考察提取溶剂的浓度、倍量、提取时间3个因素，每个因素取3个水平，优选出最佳提取工艺为50%酸性乙醇，14倍量回流提取0.5小时，提取2次。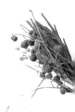

吴晓云采用正交试验法，筛选50%乙醇回流法提取麻黄（草麻黄）中盐酸麻黄碱的最佳工艺。以提取次数、提取时间、溶媒用量为因素，HPLC法测定盐酸麻黄碱作为评价指标。结果表明，提取次数对盐酸麻黄碱的提取率有显著性影响，麻黄中盐酸麻黄碱的最佳提取工艺50%乙醇回流提取2次，7倍量溶媒，每次2小时。

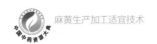

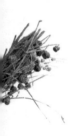

于启平以麻黄碱的含量为指标，用L₉（3⁴）正交表对溶剂、提取时间、提取次数等依次进行考察。得到最佳提取工艺条件为溶剂用乙醇，提取次数3次，提取时间分别为2小时、1.5小时、1.5小时。

李俊各等采用田口（Taguchi）实验设计法，以乙醇浓度、乙醇用量、提取时间、提取次数为考察因素，以醇提液中盐酸麻黄碱含量为考察指标进行工艺筛选。得出最佳醇提工艺为6倍量60%乙醇回流提取3次，每次1小时。

李倩等认为水煎法经济、绿色、无污染，可作为麻黄碱等生物碱类物质的提取方法。通过水煎法获得麻黄（草麻黄）药材总提取物，反相高效液相色谱–电喷雾–飞行时间串联质谱选择离子对法测定总提物中麻黄碱的含量，正交设计得到麻黄水煎法的最佳提取工艺为加30倍量水，75℃加热40分钟，提取4次。利用该提取方法，麻黄碱含量为平均含量为186.8μg/ml。

（5）微生物发酵提取法　高林霞等采用生物发酵，破坏麻黄草的植物细胞壁，使麻黄碱盐充分地处于与纤维分离状态。操作流程如下：先将麻黄草进行切割粉碎，在35℃生物发酵24小时。加入8倍质量的水加热到60℃，用水提取3.5小时，使麻黄碱进入水相。经过滤器预过滤，去除浊度1度以上的细小微粒，然后两级膜浓缩，占总量20%的浓缩液再经过NaOH的游离、二甲苯萃取、草酸反萃取得到了麻黄碱产品，占总量80%的滤液回用到水提工序中。本实验大大提高了麻黄碱的收率，从0.7%提高至1.7%，每吨麻黄碱能耗大约降低了

17%；化学药品用量NaOH降低70%，二甲苯降低近80%，成本下降33%；同时每吨麻黄草耗水减少近80%，保护了环境，实现了清洁生产的目标。

张莹等采用微生物发酵麻黄草提取麻黄碱，对麻黄草发酵条件进行了研究。确定最佳发酵条件为：菌丝体接种量10%，料液比1∶1.5，发酵时间20小时，发酵温度38℃。经过发酵，在常压最佳提取条件即提取次数3次，每次提取时间1小时，提取温度80℃，料液比1∶10，麻黄碱的平均提取率达到0.9%，较未发酵提取增加了0.5%，较传统提取条件增加了0.2%，提高幅度达25.8%。发酵提取法较传统提取法，提取温度降低了40℃、提取时间缩短了4小时，并在常压下进行，达到了充分利用资源、节能、降耗、增效的目的。

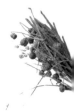

（6）仿生提取法 沈红等的研究认为麻黄碱的提取得率高低分别为：半仿生法、水煎煮法、酸性乙醇回流提取法、温浸法、水蒸气蒸馏法。刘文虎等探索麻黄的新型仿生提取方法，采用液-液连续萃取法，用酸水或碱水模拟胃或肠环境，以正辛醇模拟生物膜结构，形成萃取体系提取麻黄，并对该提取技术与酸水煮提法进行麻黄碱和离体豚鼠气管的舒张率比较。结果：仿生提取方法与酸水煮提法相比，麻黄总碱提取率提高15%以上、对豚鼠离体气管舒张率提高1.2倍以上，而浸膏得率降低约1倍。

丁丽等以麻黄碱和伪麻黄碱的总含量为指标，优选麻黄（中麻黄）的新型仿生提取工艺。以酸水体积、pH和蒸馏时间为考察因素，采用正交试验分别优

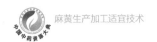

选模拟胃环境和肠道环境的提取工艺。得出模拟胃环境的新型仿生提取工艺为酸水4倍量，pH5，蒸馏8小时；模拟肠道环境的新型仿生提取工艺为酸水4倍量，pH 8.5，蒸馏4小时。优选的方法稳定、可行，可为麻黄的提取提供新的思路和方法。

（7）蒸汽爆破技术　20世纪80年代兴起的蒸汽爆破处理技术是使用一定压力的水蒸气、空气等介质对植物进行爆破，对草本植物细胞有一定破坏性，已在制浆工业广泛应用。麻黄碱主要分布在皮层纤维内侧，提取必须克服表皮、纤维层，特别是细胞壁的传质阻力，而细胞壁结构致密，是有效成分提取的主

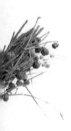

要障碍，原义涛等采用汽爆技术对麻黄草进行预处理，通过提取试验确定汽爆参数，然后采用正交实验法，确定汽爆麻黄中麻黄碱的提取工艺。结果表明，麻黄汽爆预处理后，麻黄碱最佳提取工艺为100℃，90分钟，浸提3次。

此外，韩国学者研究认为从草麻黄中提取麻黄碱类衍生物时，在超临界流体溶剂CO_2中加入含10%二乙胺（V/V）的甲醇会较大地提高萃取效率。

2. 挥发油的提取工艺

张娟采用了6种常用的挥发油提取法：水蒸气蒸馏法、索氏提取法、超声波提取法、乙醚提取法、压榨法、微波法，进行麻黄中挥发油的提取，并对各提取工艺进行分析和总结。实验结果表明：超声波提取法的提取效率较其他几种最高，是最佳的提取工艺，超声波提取法能提取33mg/g，提取效果最佳；微

波法为21mg/g、索氏提取法和乙醚浸提法为12mg/g、水蒸气蒸馏法没有提取到挥发油。

3. 总黄酮的提取工艺

施洋等通过正交实验优选中麻黄总黄酮的最佳提取工艺，试验采用 $NaNO_2$-Al-（NO_3）$_3$-NaOH法测定中麻黄总黄酮的含量。结果得到麻黄总黄酮提取的最佳工艺为：超声提取2次，10倍量75%乙醇，超声时间为30分钟，测得中麻黄的总黄酮含量为0.255%。

姜继勇等采用超声波法从青海产草麻黄中提取黄酮，并从料液比，乙醇浓度，提取时间三个方面进行了对草麻黄提取效率进行了研究。分析结果表明，影响麻黄草中黄酮提取率的主要因素是料液比>乙醇浓度>提取时间，最佳的提取工艺为乙醇浓度90%，料液比为1∶9，提取时间为90分钟。

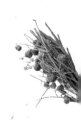

4. 多糖的提取工艺

赵云生等采用超声波提取麻黄多糖，通过正交实验L$_9$（3^4）设计分别考察麻黄多糖脱脂与提取条件。结果得出麻黄多糖脱脂条件为取60目麻黄粉末，用5倍量（W/V）95%乙醇超声脱脂1次，40分钟；麻黄多糖提取条件为用10倍量（W/V）蒸馏水超声提取3次，每次60分钟，合并水提液，浓缩，用85%乙醇醇沉，在此条件下麻黄多糖提取量为0.1215%。

李友伟等正交试验优选麻黄多糖水提醇沉工艺，以麻黄多糖得率及干膏率

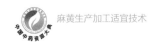

为指标，以硫酸–苯酚法测定麻黄多糖含量。结果发现，最佳提取工艺为麻黄

加水浸泡12小时，加热回流提取2次，每次1.5 小时，加水倍数分别为30倍和

28倍；根据单因素试验结果及拟合模型，确定最佳醇沉工艺为提取液浓缩至每

1ml含2g生药，搅拌下加95%乙醇至醇浓度为90%，于4℃放置24小时。

二、药理作用

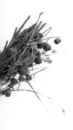

麻黄药理作用广泛，已经报道的作用有发汗，利尿、镇咳、平喘、抗过

敏、升高血压、兴奋中枢神经系统、解热、抗病毒及影响神经肌肉传递等作

用。麻黄发汗、平喘、抗炎、抗过敏等作用是其发汗解表、宣肺平喘的药理学

基础。

1. 止咳、平喘、祛痰

麻黄传统功效之一是止咳平喘。现代研究证实其平喘有效成分是麻黄碱。

麻黄碱通过促进去甲肾上腺素和肾上腺素释放，间接发挥肾上腺素作用；直接

兴奋α肾上腺素受体，使末梢血管收缩而缓解支气管黏膜肿胀；直接兴奋β肾

上腺素受体，使支气管平滑肌松弛；或是阻止过敏介质的释放，三种方式都可

达到平喘作用。麻黄碱平喘作用特点为：其化学性质稳定，口服有效；起效较

慢，作用温和，作用维持时间持久。钟凌云等研究表明，蜜炙麻黄的平喘作用

最强，平喘的主要有效部位是生物碱和挥发油，炮制对平喘作用的影响主要取

决于生物碱和挥发油的变化。

麻黄碱、麻黄水提取物可明显抑制二氧化硫和机械刺激所致的咳嗽反射，其镇咳强度约为可待因的1/20。挥发油中萜品烯醇是镇咳有效成分之一。

腹腔注射伪麻黄碱对豚鼠微量注射枸橼酸引起的咳嗽反射有镇咳作用。

麻黄碱对支气管平滑肌有松弛作用，对于用药（如毛果芸香碱）引起的支气管痉挛有显著解痉挛作用，伪麻黄碱与麻黄碱的解痉作用相似，甲基麻黄碱可使支气管扩张。

2. 解热发汗

麻黄水煎剂、挥发油、麻黄碱均有不同程度的发汗作用。

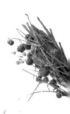

临床研究表明，麻黄中的挥发油成分有发汗作用，古人也正是利用其发汗作用治疗风寒束表、腠理闭塞、肺气不宣、发热无汗的表实证。一般情况下麻黄碱不能诱发人体出汗，但当人处在温热环境中，使用50～60mg麻黄碱后，汗腺分泌明显比未用麻黄碱的人更多更快，其机制与古人用麻黄汤后加以温覆就能使周身出汗，若不温覆则汗出不多的经验相符。

研究表明，生品麻黄的发汗作用最强，其发汗作用的主要有效部位是挥发油和醇提部位，炮制对其发汗作用的影响主要取决于挥发油类的变化。麻黄挥发油对多种实验性发热模型动物有解热效果，对正常小鼠体温有降低作用。

与麻黄发汗相反的是，麻黄根的生物碱部分能抑制烟碱和低热所引起的发

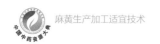

汗症状。

3. 利尿

麻黄有一定利尿作用，以右旋伪麻黄碱作用明显。共同使用水、盐及尿素后，可进一步增加尿量排出。对麻醉犬静脉注射d-伪麻黄碱0.5~1.0mg/kg，发现其尿量增加2~5倍，但当剂量增至1.5mg/kg以上时，尿量反而减少。麻黄生物碱静脉注射给药利尿作用明显，而口服用药作用较弱，推测其利尿作用机制是通过扩张肾血管增加肾血流量，使肾小球滤过率增加，或影响肾小管重吸收功能，阻碍肾小管对钠离子的重吸收。

4. 调节血压

麻黄煎剂能使外周血管收缩，心肌收缩力加强，血压升高，心搏出量增加。由于麻黄碱结构与肾上腺素的化学结构类似，麻黄碱具有拟肾上腺素的作用，能够兴奋肾上腺素能神经而发挥升高血压的作用。麻黄碱和伪麻黄碱均有增加心输出量和升高血压的作用。

与生物碱的升压作用相反的是，麻黄中多酚类（双黄酮、花青素等）的降压活性。Hikino等研究发现，静脉注射3mg/kg mahuannin A、B、C、D，都能明显降低大鼠血压，其中mahuannin B 活性最强，对大鼠和自发性高血压大鼠的降压作用在0.1~3mg/kg呈量效关系。

邱丽颖等采用常规颈动脉插管术记录动脉血压方法，给麻醉家兔耳缘静脉注射5ml/kg草麻黄果实多糖提取物，发现家兔血压明显下降，推断麻黄果多糖可能通过M受体来兴奋副交感神经产生降压作用。

5. 中枢兴奋、镇痛

麻黄碱有兴奋大脑皮层中枢、皮层下中枢、呼吸中枢及血管运动中枢的作用。李琴等通过哌唑嗪拮抗麻黄碱增加小鼠自发活动作用等实验现象，推断麻黄碱的中枢兴奋作用是由于其激动中枢α_1受体导致的结果。Kim等研究表明，麻黄能作用于神经疾病有关的基因，使该基因的表达发生变化。

麻黄碱通过提高中枢性痛觉阈值产生镇痛作用。麻黄碱对大脑、脑干、脊髓均有兴奋作用，大剂量可引起失眠、不安、震颤，并可缩短巴比妥类药物的催眠作用时间，亦能兴奋延髓呼吸中枢和血管运动中枢。

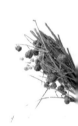

6. 降血糖、降血脂

早期有报道称麻黄中多糖类物质能降低正常小鼠的血糖，也可以抑制由四氧嘧啶引起的糖尿病小鼠血糖的升高。

蒋明等进行了麻黄对脂肪细胞脂质代谢影响的实验研究，发现在2型糖尿病中，中药麻黄在脂肪细胞的脂质代谢中显示了胰岛素样的活性，草麻黄水煎复用甲醇提取以后，其C_{18}柱的吸附部分具促进脂肪合成的作用，在一定浓度范围内，其剂量与作用呈正相关。在酸性环境中，麻黄的胰岛素样作用与胰岛素一样被抑制乃至消失，提示麻黄的作用机制可能也和胰岛素一样，与细胞膜上

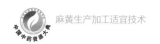

的Na^+/H^+交换系统有关，并且确定了该胰岛素样活性不是由麻黄碱引起的，同时推想可能是由一种多糖引起的。

Xiu L M等研究了麻黄全草、麻黄生物碱和l–麻黄碱的降糖活性，显示麻黄生物碱提取物和l–麻黄碱能够降低由链脲佐菌素诱导的糖尿病小鼠的血糖，推测起主要作用的是l–麻黄碱。此外，麻黄全草、麻黄生物碱和l–麻黄碱可以再生萎缩的胰岛细胞，使其恢复胰岛素的分泌，从而纠正高血糖。

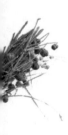

Song等研究了草麻黄对高脂饮食小鼠的抗肥胖和降血糖作用。雄性ICR小鼠随机分为四组：正常组、给予高脂饮食的肥胖和糖尿病对照组、阳性对照组（阿卡波糖）、实验组（麻黄）。实验结果表明，与对照组相比，麻黄能减少体重的增加和脂肪的积累，改善葡萄糖耐受不良，降低甘油三酯和升高高密度脂蛋白。此外，在减轻体重、降低空腹血糖水平和升高高密度脂蛋白方面优于阿卡波糖。麻黄可以用于肥胖症的治疗，服用麻黄后，受试者体重、体重指数、体脂百分比均显著降低（$P<0.05$）。

周云云等观察麻黄非生物碱类成分对高脂血症模型小鼠脂质代谢的影响，结果发现，麻黄非生物碱类能显著升高小鼠血清中SOD活性和显著降低MDA含量，且丙氨酸转氨酶（ALT）和天冬氨酸转氨酶（AST）活性均显著降低，揭示了麻黄非生物碱成分有拮抗高脂血症的功效。

7. 抗凝血

邱丽颖等通过对家兔进行体外抗凝血实验，发现麻黄果多糖能使体外凝血时间、凝血活酶时间和白陶土部分凝血活酶时间均较正常对照组延长（$P<0.01$），推断麻黄果中多糖成分可以通过内外源凝血两条途径影响血液凝固过程。陈文梅等采用寒凝气滞的急性血瘀模型研究了麻黄水煎液的抗凝作用，发现其能明显延长模型大鼠的凝血酶原时间（PT）、缩短血浆优球蛋白溶解时间（ELT），还可明显降低模型大鼠的血液黏度，改善其血液流变性。

8. 抗病原微生物

麻黄水煎剂和挥发油对多种细菌有不同程度的抗菌作用，麻黄煎剂有明显的抗病原微生物的作用。

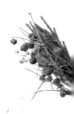

抗病原微生物体外实验证明，麻黄挥发油对金黄色葡萄球菌、甲型及乙型溶血性链球菌、流感嗜血杆菌、肺炎双球菌、炭疽杆菌、白喉杆菌、大肠埃希菌、奈瑟氏双球菌等均有不同程度的抑制作用。麻黄挥发油对亚甲型流感病毒有明显抑制作用，对感染甲型流感病毒 PR8株的小鼠有治疗作用。

麻黄的多种成分、多种制剂（麻黄水提取物、醇提取物）均有抗炎作用。Hikino等研究表明中麻黄中的伪麻黄碱拥有较强的抗炎活性。

Mantani等研究表明麻黄中的儿茶素通过抑制 MDCK 细胞的细胞器的酸化作用来抑制 MDCK细胞中流感病毒 A/PR/8/34的生长。

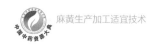

9. 免疫抑制和抗过敏

陈荣明等对草麻黄70%乙醇提取后滤渣的水提物进行了研究，发现其能减轻二硝基氯苯所致的小鼠耳郭肿胀，使胸腺萎缩，调整二硝基氯苯所致的血液中CD_4/CD_8的失调，表明麻黄对小鼠的细胞免疫有抑制作用。

Kuang等研究发现，麻黄多糖能通过抑制脾细胞增殖来发挥免疫抑制作用，对自身免疫性疾病和遗传性过敏症有治疗潜力。

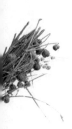

Saito等通过研究发现，麻黄附子细辛汤中麻黄的非麻黄碱类成分，具有抑制IgE介导组胺释放和增加大鼠嗜碱性细胞白血病细胞（RBL-2H3）的环磷酸腺苷（cAMP）含量的作用。

伪麻黄碱能抑制过敏介质的释放，并选择性收缩鼻黏膜血管，发挥抗炎、抗过敏作用，从而缓解感冒鼻塞、流涕等症状，故常在多种感冒复方中皆有使用。

10. 抗氧化

张连茹等发现麻黄多糖对邻苯三酚的自氧化产生较强的抑制作用；可清除氧自由基，具有一定的抗氧化作用。Okawa等证实了从麻黄中分到的黄酮类成分具有清除DPPH自由基的作用，构效关系显示该作用与活性成分中的羟基数目和羟基结构关系甚密。

11. 保肝

王国柱等发现麻黄干浸膏可明显改善慢性肾衰大鼠的肾功能，纠正高磷低钙血症，特别是明显抑制甲基胍的产生；麻黄干浸膏能使肾衰大鼠血中尿素氮下降37%、肌酐下降35%、甲基胍下降76%、胍基琥珀酸下降83%、血磷下降39%、血钙升高28%，尿中甲基胍排泄量平均降低49%～65%。由此说明麻黄干浸膏通过抑制了肌酐和羟自由基（—OH）的产生，从而使甲基胍的产生量减少，明显改善了慢性肾衰大鼠的肾功能，纠正高磷低钙血症。

Yamada等观察草麻黄对由半乳糖和脂多糖引起的急性肝衰竭的老鼠的治疗效果。结果表明，接受麻黄治疗小鼠肝细胞凋亡及炎性细胞浸润轻微；血清丙氨酸转氨酶（ALT）、总胆红素活性、肿瘤坏死因子（TNF-α）水平和肝caspase 8，9和3活性显著降低。但小鼠血清中白细胞介素-6（IL-6）、IL-10水平、信号转导和转录激活因子3（STAT3）活性均显著增高。草麻黄通过抑制肿瘤坏死因子α的产生和caspase活性来显著抑制肝细胞凋亡。

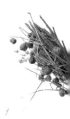

12. 其他作用

研究表明，从草麻黄水提物中获得的有补体抑制活性的成分能够显著抑制脊髓损伤组织中细胞间黏附分子1（ICAM-1）mRNA的表达，从而减轻大鼠脊髓损伤后的免疫炎性反应，在继发性脊髓损伤中起到重要的保护作用。另外，其也能够显著减轻脑损伤后的炎性反应，对继发性脑损伤也有保护作用。豚鼠至大鼠异种心脏移植后，草麻黄补体抑制成分能明显抑制补体活性，延缓超急性排斥反应的发生，从而延长移植心脏的存活时间。

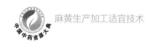

Takara等发现麻黄可通过影响糖蛋白的运输来增强紫杉醇抗癌的灵敏性，说明抗癌药物和一些草药提取物的结合有助于提高癌症化疗的临床疗效。

三、应用

（一）临床应用

麻黄发汗解表和利水消肿力强，多用于风寒表实证，胸闷喘咳，风水浮肿，风湿痹痛，阴疽，痰核。蜜麻黄性温偏润，辛散发汗作用缓和，增强了润肺止咳之功，以宣肺平喘止咳力胜。多用于表证已解，气喘咳嗽。麻黄绒作用缓和，适于老人、幼儿及虚人风寒感冒。蜜麻黄绒作用更为缓和，适于表证已解而喘咳未愈的老人、幼儿及体虚患者。

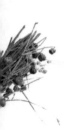

1. 发汗解表

麻黄能宣肺气，开腠理，散风寒，以发汗解表，用于外感风寒，恶寒发热，头身疼痛，鼻塞，无汗，脉浮紧等表实证。常与桂枝相须为用，增强发汗解表力量，配伍杏仁、甘草如麻黄汤，有发汗解表、宣肺平喘作用。

2. 宣肺平喘

麻黄能开宣肺气，散风寒而平喘。与杏仁、甘草配伍，即三拗汤，可增强平喘功效。治疗肺热咳喘加石膏、黄芩，如麻黄杏仁甘草石膏汤。用于风寒外束，肺气壅遏所致的喘咳证若兼内有寒饮，加干姜、细辛、五味子、姜半夏，以温化寒饮而平喘止咳，如小青龙汤。若属热邪壅肺而致喘咳者，可与石膏、杏仁、甘草等配伍以清肺平喘，即麻杏石甘汤。

因蜜炙麻黄性温偏润，辛散发汗作用缓和，增强了润肺止咳之功，以宣肺平喘止咳力胜，故平喘多用蜜炙麻黄。

3. 利水消肿

麻黄用于水肿而兼表证，为宣肺利尿之要药，其发汗利水，有助于消散水肿。主要用于头面四肢水肿，上半身水肿明显者，以及外受风邪、内有水湿的全身性水肿，能达到使水邪从汗与小便分解而消的目的。常配合白术、生姜、茯苓等，如麻黄加术汤、麻黄附子汤、麻黄甘草汤。还可配伍石膏、白术、甘草，或配黄芪、防己等，方如越婢汤、防己黄芪汤、麻黄连翘赤小豆汤、桂枝去芍药加麻黄附子细辛汤等，治疗肾病、黏液性水肿，或血管神经性水肿等。

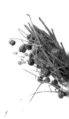

4. 止痛

麻黄治疗痛证，可溯源于张仲景，除了《伤寒论》中用于治疗伤寒表实证所致的周身疼痛外，还有诸多名方，如治"诸肢节疼痛"的桂枝芍药知母汤，治"病历节不可屈伸疼痛"的乌头汤及"湿家身烦痛"的麻杏薏甘汤等方中均含有麻黄，说明麻黄有较好的止痛作用。现代药理研究也证实，麻黄具有镇痛作用。因此在临证中可利用麻黄治疗各种痛证，如可治疗风湿性关节炎、急性腰扭伤、腰椎间盘突出症等痹证疼痛，常与羌活、秦艽、白术、桂枝、当归等

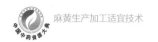

祛风湿、养血活血通络药同用，如麻杏薏甘汤、麻黄加术汤、麻黄附子细辛汤、麻黄汤、桂枝芍药知母汤、葛根汤及葛根加半夏汤。

乌头汤中麻黄与乌头同用，取麻黄发汗宣痹，乌头祛寒解痛，治疗寒湿留于关节，经脉痹阻不通，气血运行不畅之关节疼痛，不能屈伸症。

5. 止遗

麻黄，入肺、膀胱经，因而其能调节肺和膀胱的功能，促进肺的宣发作用和膀胱的气化作用，进而起到水液的正常代谢和膀胱的约束作用。麻黄性温，可去冷，再者又归膀胱经，能促进膀胱的气化功能，从而使水液有所约束，达到治疗遗尿的目的。现代药理研究证实，麻黄所含麻黄碱为拟肾上腺素药，有使 α、β 受体兴奋作用，可提高大脑皮质的兴奋性，使睡眠深度减弱而易于觉醒，故可以用麻黄治疗小儿睡眠中遗尿者。

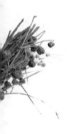

6. 止泄

麻黄宣肺利水，可利小便以实大便；散风发汗，使湿从表而散。且麻黄味辛性升浮，升举清气，可防泄泻无度。故麻黄可用于治疗功能性腹泻、慢性结肠炎、溃疡性结肠炎等湿邪偏盛的慢性腹泻。

7. 止痒

皮肤瘙痒是多种过敏性皮肤病出现的一种症状。中医认为是风邪外袭，客于肌表，营卫不和所致。麻黄能开泄腠理，驱邪外出，凡风寒外袭，束于肌表，腠理被遏，毛窍闭塞，营卫失和所致的皮肤瘙痒，用本品发汗解表、开发腠理、宣通毛窍，调和营卫，使邪随汗而外泄。现代研究显示，麻黄所含麻黄碱能抑制过敏介质释放而达到抗过敏作用。此外，清代医家程国彭《医学心悟》用麻黄配伍斑蝥，再加猪油、蓖麻油，制成麻黄膏外用，治疗疥疮。

8. 治忧郁

临床上对情志不舒，气机郁结所致的气、血、痰、火、湿、食诸郁证，在疏肝方中加入少许麻黄开提肺气，能显著提高疗效。麻黄附子细辛汤中麻黄生发阳气、附子温补肾阳、细辛可以通阳，临床用来治疗肾阳虚型的忧郁症患者有显效。

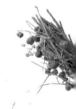

9. 治黄疸

麻黄上可开腠理发汗以透邪，下可肃肺利尿以排邪外出，中可通调血脉祛瘀滞，故又可用于黄疸病的治疗，无论有无表证都可应用，可加速黄疸消退，缩短疗程，如麻黄连翘赤小豆汤等。

（二）麻黄工业

麻黄在我国应用已有4000多年的历史，是提取麻黄素的唯一原料药。麻黄素是《联合国禁止非法贩运麻醉药品和精神药物公约》附表管制品种，我国对麻黄素相关制剂实行定点生产制度。2011年3月，原国家食品药品监督管理局"关于公布药品类易制毒化学品生产企业名单的通知"中经许可生产的企业有

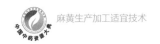

20家，产品主要有盐酸麻黄碱、盐酸伪麻黄碱、盐酸甲基麻黄碱、硫酸伪麻黄碱、消旋盐酸甲麻黄碱、小包装盐酸麻黄碱、盐酸麻黄碱注射液、盐酸麻黄碱片、盐酸麻黄碱滴鼻液。

我国是麻黄主产区，也是世界上主要生产麻黄素的国家。临床含麻黄碱和伪麻黄碱的治疗感冒的复方药物有丽珠感乐、联邦伤风素、银得菲、布洛伪麻胶囊等；治疗咳嗽的中成药有定喘宁胶囊、小儿止咳糖浆等；治疗鼻炎的药物有氯雷他定伪麻黄碱缓释片。在欧美国家，含有麻黄素的药物达300余种，其中含有盐酸伪麻黄碱的抗感冒药物就达200多种。

我国出口的麻黄产品，主要是原料药麻黄素和麻黄浸膏粉，在国外，麻黄产品也已广泛用于减肥药、心血管药、镇静药、运动饮料和保健饮料等。

（三）食品中的应用

麻黄果中含有多种人体所必需的氨基酸，且含量都接近于或超过（除异亮氨酸和赖氨酸外）草莓果实的含量，人体所必需的多种微量元素含量也接近或高于草莓中的含量，尤其是Zn的含量高出几十倍。麻黄果中维生素C含量，是沙棘（甘肃）的2倍以上，分别高出苹果梨（甘肃）、鸭梨（北京）和樱桃（山东崂山）的19、27和47倍，具有食用价值，也具有一定的开发利用价值。

（四）畜牧领域

麻黄在天然草地上是家畜冬季补充性饲草，且具有解表散寒、止咳平喘等作用，寒冷的冬季家畜在放牧场上少量采食，可治疗气管炎和预防感冒。

（五）生态修复

麻黄多生长沙丘、沙地，黄土丘陵水土流失区及石质山坡，是沙地生态系统的重要组成部分，对于固定沙地、防止水土流失、保护草场、改善沙地生态环境等方面都发挥着巨大作用，具有较高的生态价值。

麻黄为根蘖类型植物，约80%地下生物量分布于0～60cm土层内，庞大根系有良好的抗旱、抗寒、耐瘠薄等特点，具有较强的防风固沙、保持水土作用，改善生态环境状况。在刈割药材时应在根茎以上进行，有利于萌蘖枝条生长，而且不至于使表土活化，发生风蚀。

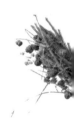

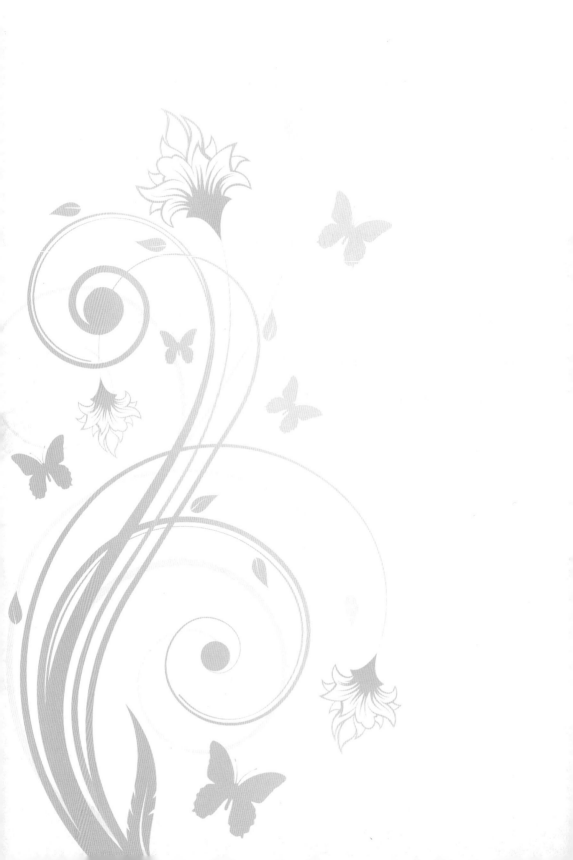

参考文献

[1] 中国科学院植物志编辑委员会. 中国植物志（第七卷）[M]. 北京：科学出版社，1978：461-469.

[2] 姜海楼，董瑞音，贾长友，等. 麻黄生物学特性及生物量研究 [J]. 草业学报，1997，6（1）：18-22.

[3] 刘珊，邵东清，贾云峰. 光照对麻黄生长发育及生物碱产量的影响 [J]. 中药材，1999，22（5）：221-222.

[4] 史永善，张玉霞，赵景琦，等. 草麻黄生理特性的研究 [J]. 哲里木畜牧学院学报，1998，（1）：67-69.

[5] 李青丰，房丽宁，李阿迪亚，等. 麻黄繁殖生物学及种子生产特性研究 [J]. 草地学报，2000，8（1）：1-7.

[6] 洪浩，陈虎彪，徐风，等. 麻黄药材原植物资源和市场品种调查 [J]. 中国中药杂志，2011，36（9）：1129-1132.

[7] 马晓辉，卢有媛，黄得栋，等. 中麻黄生态适宜性区划研究 [J]. 中国中药杂志，2017，42（11）：2068-2071.

[8] 丁万隆，陈军，魏建和. 甘草黄芪麻黄人工栽培技术 [M]. 北京：中国农业出版社，2002：90-91.

[9] 冯全民，徐永厚，蔺福生，等. 麻黄种子萌发特性的研究 [J]. 中药材，1994，17（5）：5-7.

[10] 斯琴巴特尔，哈斯巴根，乌日娜，等. 草麻黄种子发芽生理特性研究 [J]. 中药材，2009，32（5）：656-659.

[11] 张红梅，王明艳，李玲玉，等. 不同温度对不同品种的麻黄种子萌发的影响 [J]. 安徽农业科学，2009，37（26）：12561-12562.

[12] 刘珊，邵东清，年海，等. 土质与播深对麻黄种子出苗的影响 [J]. 内蒙古林业科技，1999，（2）：22-26.

[13] 李胜，杨德龙，李唯，等. 不同种子处理和栽培因子对草麻黄种子成苗率的影响 [J]. 草业科学，2004，21（8）：26-29.

[14] 刘珊，邵东清，高怀俊，等. 麻黄种子出苗特性研究 [J]. 中药材，1997，20（4）：163-165.

[15] 袁卉馥，李保峰. 不同浸种处理对麻黄种子萌发和成苗的影响 [J]. 种子，2016，35（12）：87-89.

[16] 辛存社. 麻黄人工栽培技术要点 [J]. 甘肃农业, 2005, (11): 204.

[17] 刘俊, 周有寿, 陈叶. 再生中麻黄优质、高产的栽培管理技术 [J]. 中国中药杂志, 1999, 24 (1): 21-22.

[18] 蒙荣. 麻黄的栽培管理技术 [J]. 中国中药杂志, 1996, 21 (5): 23+57.

[19] 司建宁, 张煜明, 陈耀文. 人工种植麻黄病虫草害的防治措施 [J]. 现代中药研究与实践, 2004, 18 (4): 14-16.

[20] 刘珊, 邵东清, 傅晓杰. 麻黄田病虫害调查初报 [J]. 中药材, 1998, 21 (6): 274-276.

[21] 蔺福生, 刘珊, 张飞虎, 等. 麻黄种子采收及播前处理 [J]. 中药材, 1998, 21 (7): 325-328.

[22] 金文辉. 草麻黄的合理采收时间探析 [J]. 辽宁中医学院学报, 2006, 8 (3): 92.

[23] 黄九林, 魏春雁. 草麻黄最佳采收期研究 [J]. 安康学院学报, 2009, 21 (4): 89-90+93.

[24] 张红梅, 蔡宝宏, 王明艳. 草麻黄植株再生体系的建立 [J]. 生物技术, 2010, 20 (2): 72-74.

[25] 李瑛, 李金玉, 计巧灵. 麻黄组织培养及诱导枝条生根条件初探 [J]. 新疆大学学报 (自然科学版), 2004, 21 (3): 304-306.

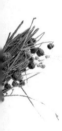

[26] 卢萍, 于彦珠, 恩和巴雅尔, 等. 组织培养中麻黄的愈伤组织发生与愈伤组织中麻黄碱的含量变化 [J]. 中国草地学报, 2001, 23 (3): 55-57.

[27] 曹有龙, 许兴, 赵军, 等. 麻黄愈伤组织细胞的悬浮培养 [J]. 应用与环境生物学报, 2000, 6 (1): 36-38.

[28] 张红梅, 王明艳, 蔡宝宏, 等. 不同培养条件对草麻黄愈伤组织麻黄碱含量的影响 [J]. 安徽农业科学, 2012, 40 (5): 2640+2653.

[29] 陈康, 林励, 林文津, 等. 麻黄炮制历史沿革研究 [J]. 现代中药研究与实践, 2005, 19 (1): 35-37.

[30] 钟凌云, 龚千锋, 祝婧. 麻黄炮制历史沿革分析 [J]. 中成药, 2008, 30 (12): 1822-1825.

[31] 钟凌云, 祝婧, 龚千锋, 等. 炮制对麻黄发汗、平喘药效影响研究 [J]. 中药药理与临床, 2008, 24 (6): 53-56.

[32] 杨培民, 邵晓慧, 刘咏梅. 麻黄绒炮制研究 [J]. 中药材, 1998, 21 (11): 564-565.

[33] 陈康, 林文津, 林励. 中药麻黄炮制前后生物碱和挥发油的变化 [J]. 中成药, 2005, 27 (2): 173-176.

[34] 钱琨, 张克霞, 刘子莹, 等. HPLC-可变双波长法测定麻黄不同炮制品中麻黄类生物碱和川芎嗪的含量 [J]. 沈阳药科大学学报, 2015, 32 (7): 531-536.

[35] 李晗芸, 苏丹, 吴蜀瑶, 等. 基于UPLC-QTOF-MSE与镜像对比分析四种麻黄炮制过程的成分变化 [J]. 质谱学报, 2017, 38 (6): 630-639.

[36] 钟凌云, 祝婧, 龚千锋. 多指标正交试验法优选麻黄蜜炙工艺 [J]. 中药材, 2008, 31 (8):

1126–1128.

［37］陈康，林文津，文惠玲，等. 利用均匀设计法优化蜜麻黄的炮制工艺［J］. 中药材，2004，27（1）：15-16.

［38］邵永久，刘立成. 沙地麻黄人工栽培技术规程［J］. 中国沙漠，2000，20（S1）：95-97.

［39］杨自辉，王继和，满多清. 盐碱地种植麻黄试验研究［J］. 西北植物学报，2002，22（1）：141-145.

［40］辛存社. 麻黄人工栽培技术要点［J］. 甘肃农业，2005，（11）：202.

［41］芮欣虹，魏卫东，陈卫军，等. 种植草麻黄—改造老果园、调整种植结构的有效途径［J］. 宁夏农林科技，2002，（5）：62-63.

［42］杨继荣，王艳宏，关枫. 麻黄本草考证概览［J］. 中医药学报，2010，38（2）：51-52.

［43］洪浩，陈虎彪，徐风，等. 麻黄药材原植物资源和市场品种调查［J］. 中国中药杂志，2011，36（9）：1129-1132.

［44］张建生，李胜华，楼之岑. 国产麻黄的形态组织学研究-Ⅰ. 北方主产的七种麻黄［J］. 药学学报，1989，24（12）：937-948.

［45］张建生，李胜华，楼之岑. 国产麻黄的形态组织学研究-Ⅱ. 西南主产种及其它种［J］. 药学学报，1990，25（1）：54-65.

［46］刘运东，王绍明. 麻黄及其常见伪品性状鉴别［J］. 时珍国医国药，2008，19（1）：181.

［47］姜寒玉. 麻黄亲缘关系分析及主要药用成分测定研究［D］. 兰州：甘肃农业大学，2006.

［48］党荣理，马永红，吴霞，等. 新疆产麻黄的RAPD分析［J］. 中草药，2003，34（9）：861-862.

［49］马永红，党荣理，吴霞，等. 新疆产中麻黄不同地理群体遗传关系的RAPD分析［J］. 中国药学杂志，2003，38（6）：414-415.

［50］葛斌，罗燕梅，许爱霞，等. HPLC测定麻黄药材中麻黄碱与伪麻黄碱的含量［J］. 中国药学杂志，2008，43（3）：173-175.

［51］林朝展，祝晨陈，杨金燕，等. 麻黄药材的质量分析研究［J］. 中药新药与临床药理，2005，16（1）：56-58.

［52］文洁，彭维，陆学筠，等. 薄层扫描法测定国产麻黄中麻黄碱的含量［J］. 中药材，1995，18（5）：248-250.

［53］陈康，林文津，林励. HPCE法测定不同产地麻黄中麻黄碱和伪麻黄碱的含量［J］. 中药材，2005，28（8）：664-665.

［54］孙国祥，孙丽娜. 毛细管区带电泳法测定麻黄中麻黄碱和伪麻黄碱的含量［J］. 中南药学，2009，7（10）：773-776.

［55］徐静，李军，胡强，等. 毛细管电泳/发光二极管诱导荧光法测定麻黄中麻黄碱与伪麻黄碱含量［J］. 分析测试学报，2012，31（8）：977-981.

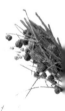

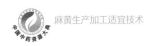

[56] 郑孟凯，陶雪芬，钱微微，等. 不同地区市售麻黄药材中盐酸麻黄碱、盐酸伪麻黄碱和总生物碱的含量测定 [J]. 中国药房，2015，26（12）：1682–1685.

[57] 胡大强，李杰，孟德胜，等. 荧光分光光度法测定雾灵鼻通鼻喷雾剂中盐酸麻黄碱含量 [J]. 中国药业，2010，19（9）：22–23.

[58] 符继红，张丽静. 麻黄药材HPLC指纹图谱的研究 [J]. 中成药，2008，30（2）：163–166.

[59] 郑孟凯，唐映红，陈建真，等. 基于HPLC指纹图谱及主成分分析、聚类分析研究不同地区市售麻黄药材的质量差异 [J]. 中华中医药杂志，2016，31（4）：1420–1426.

[60] 许爱霞，葛斌，宋平顺，等. 甘肃麻黄药材的HPLC指纹图谱分析 [J]. 药物分析杂志，2007，27（4）：513–517.

[61] 孙国祥，孙丽娜. 双定性双定量相似度法评价麻黄真实质量 [J]. 中南药学，2009，7（1）：59–62.

[62] 马晓辉，卢有媛，张弦飞，等. 中麻黄UPLC指纹图谱及其不同产区化学成分差异研究 [J]. 中药材，2016，39（10）：2217–2220.

[63] 孙国祥，孙丽娜，毕开顺. 基于整体化学键振动和价电子跃迁的光谱指纹定量法鉴定麻黄质量 [J]. 中南药学，2010，8（1）：52–57.

[64] 曹喆，毛福英，刘秀，等. 基于发汗生物效价的麻黄质量评价研究 [J]. 中国药房，2016，27（13）：1759–1763.

[65] 赵云生，谢丽霞，毛福英，等. 基于平喘生物效价的麻黄品质评价研究 [J]. 中草药，2015，46（24）：3695–3703.

[66] 盛萍，张立福，时晓娟，等. 麻黄药材中麻黄碱含量与产地生态环境关系的初步研究 [J]. 中医药信息，2014，31（2）：1–3.

[67] 高湘，许爱霞，宋平顺，等. 甘肃不同采收期人工种植及野生麻黄中麻黄碱与伪麻黄碱含量分析 [J]. 兰州大学学报（医学版），2006，32（2）：43–45.

[68] 周有寿，孟有儒，刘俊，等. 不同采收期中麻黄中麻黄碱含量的变化 [J]. 中国中药杂志，1998，23（12）：720–721.

[69] 吴海，易伦朝，高敬铭，等. 野生与人工栽培麻黄不同部位成分的比较研究 [J]. 中草药，2007，38（9）：1298–1301.

[70] 周玲，吴德康，唐于平，等. 麻黄中化学成分研究进展 [J]. 南京中医药大学学报，2008，24（1）：71–72.

[71] 丁丽丽，施松善，崔健，等. 麻黄化学成分与药理作用研究进展 [J]. 中国中药杂志，2006，31（20）：1661–1664.

[72] 李佳莲，方磊，张永清. 麻黄的化学成分和药理活性研究进展 [J]. 中国现代中药，2012，4（7）：21–27.

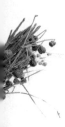

［73］Abourashed E A, El-Alfy A T, Khan I A, et al. Ephedra in perspective – a current review［J］. Phytotherapy Research Ptr, 2003, 17（7）: 703–712.

［74］Hong H, Chen H B, Yang D H, et al. Comparison of contents of five ephedrine alkaloids in three official origins of Ephedra Herb in China by high-performance liquid chromatography［J］. Journal of Natural Medicines, 2011, 65（3）: 623–628.

［75］Jian Z, Zhen T, Zhicen L. Simultaneous determination of six alkaloids in ephedrae herba by high performance liquid chromatography［J］. Planta Medica, 1988, 54（1）: 69–70.

［76］Konno C, Taguchi T, Tamada M, et al. Ephedroxane, antiinflammatory principle of Ephedra herbs［J］. Phytochemistry, 1979, 18: 697–698.

［77］程东亮, 王东民, 李实, 等. 麻黄中的一种微量生物碱［J］. 高等学校化学学报, 1985, 6（7）: 609–612.

［78］Zhao W, Deng A J, Du G H, et al. Chemical constituents of the stems of *Ephedra sinica*［J］. Journal of Asian natural products research, 2009, 11（2）: 168–171.

［79］Tamada M, Endo K, Hikino H. Maokonine, hypertensive principle of Ephedra roots.［J］. Planta Medica, 1978, 34（3）: 291–293.

［80］Hikino H, Ogata K, Konno C, et al. Hypotensive actions of ephedradines, macrocyclic spermine alkaloids of Ephedra roots［J］. Planta Medica, 1983, 48（4）: 290–293.

［81］Hikino H, Ogata M, Konno C. Structure of feruloylhistamine, a hypotensive principle of Ephedra roots［J］. Planta Medica, 1983, 48（2）: 108–110.

［82］Nawwar M A M, El-Sissi H I, Barakat H H. Flavonoid constituents of *Ephedra alata*［J］. Phytochemistry, 1984, 23（12）: 2937–2939.

［83］Tsitsa-Tzardi E, Loukis A, Philianos S. Polyphenolic compounds of *Ephedra campylopoda*［J］. Fitoterapia, 1987, 58（3）: 200–203.

［84］Hussein S A M, Barakat H H, Nawar M A M, et al. Flavonoids from *Ephedra aphylla*［J］. Phytochemistry, 1997, 45（7）: 1529–1532.

［85］Purev O, Pospíšil F, Motl O. Flavonoids from *Ephedra sinica* Stapf［J］. Collection of Czechoslovak Chemical Communications, 1988, 53（12）: 3193–3196.

［86］Zang X, Shang M, Xu F, et al. A-type proanthocyanidins from the stems of *Ephedra sinica*（Ephedraceae）and their antimicrobial activities.［J］. Molecules, 2013, 18（5）: 5172–5189.

［87］Hikino H, Shimoyama N, Kasahara Y, et al. Structures of Mahuannin A and B, Hypotensive Pronciples of Ephedra Roots［J］. Heterocycles, 1982, 19（8）: 1381–1384.

［88］Kasahara Y, Shinomiya N, Konno C, et al. Structure of mahuannin C, a hypotensive principle of Ephedra roots［J］. Heterocycles, 1983, 20（9）: 1741–1744.

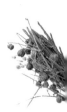

［89］Hikino H，Kasahara Y．Structure of Mahuannin D，a Hypotensive Pronciple of Ephedra Roots ［J］．Heterocycles，1983，20（10）：

［90］Hikino H，Takahashi M，Konno C．Structure of ephedrannin A，A hypotensive principle of ephedra roots［J］．Tetrahedron Letters，1979，23（10）：873-876．

［91］Tao H，Wang L，Cui Z，et al．Dimeric proanthocyanidins from the roots of *Ephedra sinica* ［J］．Planta Medica，2008，74（15）：1823．

［92］Kim I S，Park Y J，Yoon S J，et al．Ephedrannin A and B from roots of Ephedra sinica inhibit lipopolysaccharide-induced inflammatory mediators by suppressing nuclear factor-κB activation in RAW 264．7macrophages［J］．International Immunopharmacology，2010，10（12）：1616-1625．

［93］陶华明，朱全红，刘永宏．草麻黄根的黄酮类成分研究［J］．中草药，2011，42（9）：1678-1682．

［94］Chumbalov T K，Chekmeneva L N．Flavonoids of *Ephedra equisetina*．I［J］．Chemistry of Natural Compounds，1976，12（4）：486．

［95］吉力，徐植灵，潘炯光，等．草麻黄中麻黄和木贼麻黄挥发油化学成分的GS-MS分析［J］．中国中药杂志，1997，22（8）：489-492．

［96］徐必达，陈康，林文津，等．麻黄超临界CO_2萃取物的GC-MS分析［J］．中药材，2003，26（10）：722-723．

［97］张知侠．草麻黄精油化学成分分析［J］．咸阳师范学院学报，2010，25（2）：35-37．

［98］Wang Q，Yang Y，Zhao X，et al．Chemical variation in the essential oil of *Ephedra sinica* from Northeastern China［J］．Food Chemistry，2006，98（1）：52-58．

［99］Chumbalov T K，Chekmeneva L N，Polyakov V V．Phenolic acids of *Ephedra equisetina*［J］．Chemistry of Natural Compounds，1977，13（2）：238-239．

［100］陶华明，王隶书，崔占臣，等．麻黄根的化学成分研究［J］．中草药，2010，41（4）：533-536．

［101］杨艳芳，陆毅，吴高峰，等．中药麻黄根的化学成分研究［J］．中成药，2010，32（10）：1758-1760．

［102］杨万军，张伟东，孙良，等．正交试验法优选麻黄提取工艺［J］．解放军药学学报，2011，27（2）：138-140．

［103］吴晓云．正交试验法优选麻黄的提取工艺研究［J］．中草药，2010，41（5）：747-749．

［104］于启平．麻黄碱的提取工艺研究［J］．长春中医药大学学报，2008，24（6）：660．

［105］李俊各，李建利，王莹，等．田口实验设计法优选麻黄提取工艺［J］．成都中医药大学学报，2011，34（1）：73-75．

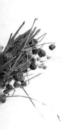

［106］李倩，廖予菲，杨洋，等. HPLC-ESI-TOF-MS法优选麻黄中麻黄碱的提取工艺［J］. 西北药学杂志，2013，28（1）：4-7.

［107］高林霞，王秀霞，万端极. 提取麻黄碱的新工艺［J］. 应用化工，2008，37（10）：1254-1256.

［108］张莹，沈瑞敏，夏炎，等. 微生物发酵麻黄草提取麻黄碱的优化工艺研究［J］. 化学与生物工程，2008，25（8）：46-48.

［109］沈红，狄留庆，黄耀洲. 不同提取方法对麻黄中麻黄碱提取得率的比较研究［J］. 南京中医药大学学报，2004，20（3）：170-172.

［110］刘文虎，董永喜，范春玲，等. 麻黄新型仿生提取方法研究［J］. 中国药师，2009，12（5）：557-559.

［111］丁丽，马毅，贺殿. 正交试验优选麻黄的新型仿生提取工艺［J］. 中国药房，2009，（18）：1392-1394.

［112］原义涛，陈洪章. 蒸汽爆破技术在麻黄碱提取中的应用［J］. 中国药科大学学报，2005，36（5）：414-416.

［113］Choi Y H，Kim J，Kim Y C，et al. Selective extraction of ephedrine from *Ephedra sinica*, using mixtures of CO2, diethylamine, and methanol［J］. Chromatographia，1999，50（11-12）：673-679.

［114］张娟. 麻黄挥发油提取工艺总结［J］. 北方药学，2014，（6）：60.

［115］施洋，付晓，葛亮. 中麻黄总黄酮超声提取工艺研究［J］. 新疆医科大学学报，2015，38（12）：1504-1505.

［116］姜继勇，冯瑛，韩鸿萍，等. 麻黄草中黄酮的超声波提取工艺研究［J］. 青海师范大学学报（自科版），2011，27（1）：41-44.

［117］赵云生，毛福英，姚海花，等. 麻黄多糖提取工艺优化研究［J］. 时珍国医国药，2014（4）：787-789.

［118］李友伟，温东东，张雪敬. 麻黄多糖提取工艺优化［J］. 中国药业，2014，23（19）：49-52.

［119］钟凌云，祝婧，龚千锋，等. 炮制对麻黄发汗、平喘药效影响研究［J］. 中药药理与临床，2008，24（6）：53-56.

［120］Minamizawa K，Goto H Y，Shimada Y，et al. Effect of d-pseudoephedrine on cough reflex and its mode of action in guinea pigs［J］. Journal of Pharmacological Sciences，2006，102（1）：136-142.

［121］邱丽颖，王书华. 麻黄果多糖对家兔动脉血压的影响机制研究［J］. 神经药理学报，1999，16（2）：1.

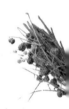

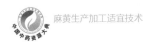

［122］李琴，李宝华. 比较麻黄碱和阿朴吗啡的中枢兴奋作用［J］. 中国药理学报1991，12（5）：468-474.

［123］Kim B Y，Li H C，Kim J Y. Common Responses in Gene Expression by Ephedra herba in Brain and Heart of Mouse［J］. Phytotherapy Research，2011，25（10）：1440-1446.

［124］Kim B，Cao L，Park H，et al. Reciprocal Regulation of Gene Expression by Ephedra herba in Mouse Brain［J］. Phytotherapy Research，2010，24（4）：531-537.

［125］蒋明，高久武司，奥田拓道. 麻黄胰岛素样作用的实验研究［J］. 中国药学杂志，1997，32（12）：782.

［126］蒋明，高久武司. 麻黄对脂肪细胞脂质代谢影响的实验研究［J］. 中国中药杂志，1999，24（5）：302-304.

［127］Xiu LM，Miura A B，Yamamoto K，et a. l et al. Pancreatic islet regeneration by ephedrine in mice with streptozotocin-induced diabetes［J］. American Journal of Chinese Medicine，2008，29（3-4）：493.

［128］Song M K，Um J Y，Jang H J，et al. Beneficial effect of dietary *Ephedra sinica* on obesity and glucose intolerance in high-fat diet-fed mice［J］. Experimental & Therapeutic Medicine，2012，3（4）：707-712.

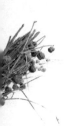

［129］Kim B S，Song M Y，Kim H. The anti-obesity effect of *Ephedra sinica*，through modulation of gut microbiota in obese Korean women［J］. Journal of Ethnopharmacology，2014，152（3）：532-539.

［130］周云云，但红，宋成武，等. 麻黄非生物碱类成分对高脂血症模型小鼠脂质代谢的影响［J］. 湖北中医杂志，2011，33（6）：3-5.

［131］邱丽颖，王书华. 麻黄果多糖的抗凝血机制研究［J］. 神经药理学报，1999，16（1）：3-4.

［132］陈文梅，何基渊. 中药麻黄、夏枯草、乌贼骨对抗急性血瘀证形成的实验研究［J］. 北京中医药大学学报，1997，20（3）：39-41.

［133］Hikino H，Konno C，Takata H，et al. Antiinflammatory principle of Ephedra Herbs［J］. Chemical & Pharmaceutical Bulletin，1980，28（10）：2900-2904.

［134］Mantani N，Iman N I，Kawamata H. Inhibitory effect of（+）-catechin on the growth of influenza A / PR /8virus in MDCK cells［J］. Planta Medica，2001，67（3）：240-243.

［135］陈荣明，朱耕新，许芝银. 麻黄中不同提取物对细胞免疫的影响［J］. 南京中医药大学学报（自然科学版），2001，17（4）：234-236.

［136］Kuang，Haixue，Xia，et al. Screening and comparison of the immunosuppressive activities of polysaccharides from the stems of *Ephedra sinica* Stapf［J］. Carbohydrate Polymers，2011，83（2）：787-795.

［137］Saito S Y，Maruyama Y，Kamiyama S，et al. Ephedrae herba in Mao-Bushi-Saishin-To inhibits lgE-mediated histamine release and increases cAMP content in RBL-2H3cells［J］. Journal of Pharmacological Sciences，2004，95（1）：41-46.

［138］张连茹，邹国林，杨天鸣. 麻黄水溶性多糖的提取及其清除氧自由基作用的研究［J］. 氨基酸和生物资源，2000，22（3）：24-26.

［139］Okawa M，Kinjo J，Nohara T，et al. DPPH（1，1-diphenyl-2-picrylhydrazyl）radical scavenging activity of flavonoids obtained from some medicinal plants.［J］. Biological & Pharmaceutical Bulletin，2001，24（10）：1202-1205.

［140］王国柱，大浦彦吉. 麻黄干浸膏及其单宁成分治疗慢性肾功能衰竭的实验研究［J］. 中国中西医结合杂志，1994，14（8）：485-488.

［141］Yamada I，Goto T，Takeuchi S，et al. Mao（Ephedra sinica Stapf）protects against D-galactosamine and lipopolysaccharide-induced hepatic failure.［J］. Cytokine，2008，41（3）：293-301.

［142］李良满，李静波，朱悦. 草麻黄补体抑制成分在大鼠急性脊髓损伤中的作用［J］. 中国医科大学学报，2011，40（5）：405-407.

［143］李良满，朱悦. 草麻黄补体抑制成分对大鼠脊髓损伤后免疫炎症反应的影响［J］. 中国中西医结合杂志，2012，32（10）：1385-1389.

［144］魏林节，冯华，陈志，等. 草麻黄中补体抑制单体防治大鼠脑冲击伤的研究［J］. 第三军医大学学报，2012，34（23）：2360-2363.

［145］李军，杨康，白云，等. 草麻黄中补体抑制成分抑制大鼠异种心脏移植超急性排斥反应的实验研究［J］. 第三军医大学学报，2005，27（17）：1773-1775.

［146］Takara K，Horibe S，Obata Y，et al. Effects of 19herbal extracts on the sensitivity to paclitaxel or 5-fluorouracil in Hela cells［J］. Biological & Pharmaceutical Bulletin，2005，28（1）：138-142.

［147］李峥嵘，董靖. 麻黄临床新用探析［J］. 四川中医，2010，28（6）：55.

［148］查丽杭，苏志国，张国政，等. 麻黄资源的利用与研究开发进展［J］. 植物学报，2002，19（4）：396-405.

［149］张建中，敖特根，苏日娜. 麻黄果营养成分及其利用价值的初步研究［J］. 内蒙古林学院学报，1997，（3）：50-52.

［150］崔雪艳. 麻黄的综合利用及生产现状［J］. 现代农业科技，2010，（11）：144.

［151］张永清，张永清，司建宁，何宝银. 我国麻黄资源现状及开发利用对策探讨［J］. 世界科学技术：中药现代化，2002，4（4）：63-68.

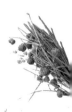